BAS KAST

Warum ich keinen Alkohol mehr trinke

Eine Entscheidungshilfe
auf Basis neuester
wissenschaftlicher Studien

C.Bertelsmann

MIX
Papier | Fördert gute Waldnutzung
FSC® C014889

Penguin Random House Verlagsgruppe FSC® N001967

1. Auflage

in der Penguin Random House Verlagsgruppe GmbH,
Neumarkter Str. 28, 81673 München
Umschlaggestaltung: Büro Jorge Schmidt
Umschlagabbildung: © Le Panda/shutterstock
Grafik: © DGE
Autorenfoto: © Mike Meyer
Satz: satz-bau Leingärtner
Druck und Bindung: Friedrich Pustet
Printed in Germany
ISBN 978-3-570-10581-8
www.cbertelsmann.de

Für Joni, Benni, Maxi
& die neue Generation

Inhalt

Warum ich keinen Alkohol mehr trinke

Jahrzehntelang habe ich täglich Alkohol getrunken. Ich hielt mich nicht wirklich für abhängig. Es war Teil meiner Kultur, Teil meines Alltags, fester Bestandteil meines Abends. Wie die meisten von uns, habe ich mir wenig dabei gedacht. Wenn überhaupt, war Alkohol für mich etwas Positives.

Seit zwei Jahren trinke ich gar nicht mehr und erlebe immer wieder, wie viel an diesem Spruch, den man in letzter Zeit häufiger hört, dran ist: Alkohol ist in unserer Gesellschaft die einzige Droge, für die du dich rechtfertigen musst, wenn du sie *nicht* nimmst.

Auch heute kann ich die positiven Aspekte des Alkohols durchaus noch sehen. In gewisser Weise ist Alkohol die perfekte Droge. Du willst feiern? Mit Alkohol geht die Party erst so richtig los. Du bist traurig? Alkohol tröstet. Wenn du einfach nur abschalten willst nach einem anstrengenden Arbeitstag, ist Alkohol dein Freund: Er fährt dein System binnen Minuten runter. Schon kann der Feierabend beginnen. Ein kühles Bier, ein Wein, Cocktails, Champagner – viele alkoholische Getränke schmecken ja auch einfach gut. Für mich war ein Abendessen ohne ein gutes Glas Wein schlichtweg nicht »komplett«.

Aber es gibt auch klare Schattenseiten, natürlich gibt es die, wir alle kennen sie. Gerade in den vergangenen Jahren hat die Forschung dabei noch einmal vermehrt im Detail herausgefunden, welche Schäden Alkohol in unserem Körper anrichtet. Vor allem ist klarer geworden, ab welchen Mengen diese Schäden bereits eintreten können. Es waren nicht zuletzt diese Befunde, die dazu geführt haben, meinen Alkoholkonsum noch einmal zu überdenken. Von einigen dieser Befunde handelt dieses Buch.

Dabei soll es nicht um schweren Alkoholismus und Leberzirrhosen gehen. Stattdessen will ich eine Frage verfolgen, die viele von uns angeht: Wie gefährlich ist Alkohol eigentlich für meinen Körper, wenn ich »nur« ein maßvoller Trinker bin, ein Genusstrinker – so wie ich es in den letzten Jahrzehnten war? Man schlägt nicht über die Stränge, fängt nicht an zu lallen oder erlebt regelmäßig einen Blackout, nein. Alles, was in Richtung Alkoholmissbrauch geht, soll nicht das Thema sein. Auch dass Frauen in der Schwangerschaft oder Stillzeit absolut nicht trinken sollten: ebenfalls nicht das Thema. So wichtig diese Aspekte auch sein mögen: Ich hoffe, dass den allermeisten von uns klar ist, dass diese Formen von Alkoholmissbrauch in jedem Fall schädlich sind.

Auf den folgenden Seiten soll es mehr um eine Frage gehen, die eben nicht ganz so klar zu beantworten ist, nämlich: Wie verhält es sich mit moderatem Alkoholkonsum? Ist auch ein eher alltäglicher Konsum schädlich? Wie wirkt Alkohol in Dosen, wie sie in unserer Gesellschaft gang und gäbe sind?

Und um gleich etwas konkreter zu werden, über welche Mengen Alkohol ich hier spreche: Ich rede über einen oder zwei Drinks am Abend – und das nicht unbedingt täglich. Vielleicht trinkt man am Wochenende ein bisschen mehr, und unter der Woche gibt es womöglich gar keinen Alkohol oder nur hin und wieder ein Gläschen. Ein halbwegs üblicher Alkoholkonsum also, zumindest für viele von uns, auch für mich über Jahre hinweg. Ist eine solche Menge gesundheitsschädlich, ja oder nein? Ist sie gänzlich unbedenklich?

Oder vielleicht sogar gesund? Es ist ja nun oft genug davon die Rede, dass ein Gläschen Wein am Abend der Gesundheit ganz zuträglich sein soll. Vor allem Rotwein wird bekanntlich eine gesundheitsfördernde Wirkung nachgesagt, unter anderem aufgrund der heilsamen Pflanzenstoffe namens »Polyphenole«, darunter insbesondere die angebliche Anti-Aging-Substanz Resveratrol. Was ist da dran? Leben Menschen, die hin und wieder trinken, tatsächlich gesünder als totale Abstinenzler?

Diese Fragen werde ich versuchen zu beantworten. Wir werden uns ansehen, wie Alkohol im Körper wirkt, ich werde auf den leider immer noch etwas unterbelichteten Zusammenhang von Alkohol und Krebs eingehen und eine Empfehlung geben, wie viel man trinken kann, wenn man das Risiko für gesundheitliche Schäden minimieren möchte.

Und um auch das gleich zu sagen: Ich möchte in diesem Buch nicht als selbsternannter Spaßverderber auftreten. Es ist für mich klar, dass ich nicht in der Position bin, dir zu sagen, wie viel oder wie wenig du trinken sollst. Natürlich kannst und sollst du so leben, wie du das für richtig hältst. Ich glaube aber auch: Um gute Entscheidungen zu treffen, sei es nun beim Alkoholkonsum oder überhaupt im Leben, ist es hilfreich, der Realität ins Auge zu sehen und die Fakten zu kennen. Und darum soll es hier gehen, nicht mehr und nicht weniger: Ich werde versuchen, so nüchtern wie möglich die aktuelle Studienlage zum Thema Alkohol zusammenzufassen.

Bevor wir zu den teils recht neuen wissenschaftlichen Befunden und den daraus resultierenden Empfehlungen kommen, kurz noch ein Wort zu meinem persönlichen Verhältnis zu Alkohol: Für mich war Alkohol immer schon allein deshalb selbstverständlich, weil ich aus einer »Weinfamilie« in der Pfalz stamme. Mein Urgroßvater war tatsächlich ein Weinbauer. Ich habe zwar meine Jugend in den Niederlanden verbracht, wurde aber in der Pfalz geboren, in einem Landkreis, den man passenderweise »Südliche Weinstraße« nennt, wo auch meine Oma zeitlebens wohnte. Als Familie fuhren wir daher oft im Herbst zu den Weinfesten dorthin.

Die Erinnerung an diese Feste hat für mich etwas Magisches. Alkohol und insbesondere Wein waren von meiner Kindheit an mit Feiern und Urlaub und Freiheit verbunden. Wein gehörte zum Leben dazu, zumindest zum Leben der Erwachsenen, während ich als Kind die Süßigkeiten und den Traubensaft und natürlich die Schießbuden auf den Festen genoss.

Später als Jugendlicher bin ich in München zur Schule gegangen und habe dort die ja wohl besten Biere der Welt kennengelernt, und bis heute liebe ich die Atmosphäre in den bayerischen Biergärten. Mein Vater hat immer Wein getrunken, meine Mutter immer gern ihr Weißbier, ohne dass ich meine Eltern je so richtig betrunken erlebt hätte (einmal mussten sie meine Oma lallend vom Weinfest nach Hause tragen, was alle und auch ich als ziemlich lustig empfunden haben).

Kurz, Alkohol war für mich ein positiv konnotiertes Kulturgut, und so habe ich immer gern getrunken, hauptsächlich Wein, ab und zu auch mal ein Bier. Ich bin aber auch ein Wissenschaftsfreak und habe insofern die wissenschaftlichen Erkenntnisse zum Thema Alkohol stets mit großem Interesse verfolgt. Auch in meinem Buch *Der Ernährungskompass*, in dem ich der Frage nachgehe, was die entscheidenden Zutaten einer gesunden Ernährung sind, bin ich ausführlicher auf die empirischen Befunde zum Thema Alkohol eingegangen.

Und man kann sagen: Lange Zeit sahen die Befunde gerade für maßvolle Genusstrinker gar nicht so schlecht aus. Im Gegenteil, es gibt buchstäblich

Hunderte von Beobachtungsstudien, die allesamt nahelegen, dass moderater Alkoholkonsum insbesondere das Herz schützen könnte. Es gibt zudem Analysen, die darauf hinweisen, dass man bei regelmäßigem, aber leichtem Alkoholkonsum ab einem gewissen Alter womöglich länger lebt. Aus Sicht dieser Forschungsbefunde könnte man vollkommene Abstinenz sogar als eine Art von Gesundheitsrisiko interpretieren!

An der Stelle jedoch sollte ich vielleicht gleich schon eine eher unangenehme Botschaft verkünden, jedenfalls für alle, die gerne regelmäßig ein Bier oder ein Glas Wein trinken: Diese generell recht positive Einschätzung, was moderates Trinken betrifft, hat sich in den letzten Jahren deutlich verändert. Das ist ein Grund dafür, weshalb ich den *Ernährungskompass* in der Hinsicht inzwischen umgeschrieben habe. Bisher konnten von den Daten her die Empfehlungen, die ich in meinem 2018 erschienenen Ernährungsbuch gebe, nahezu unverändert so stehen bleiben. Das Kapitel über Alkohol aber habe ich für die zweite Auflage der Taschenbuchausgabe, die 2023 erschienen ist, vollständig umgeschrieben, nachdem sich die Studienlage hierzu zunehmend gewandelt hat.

Mit der Zeit wurde mir auch mehr und mehr bewusst, wie wichtig es ist, das alte, positive Bild vom moderaten Konsum zu korrigieren, zumal Alkohol so sehr Teil unserer Kultur ist und wir – und sei es unbewusst – verständlicherweise motiviert sind, den Alkohol, den wir ja nun genießen und mit Feiern und Festen verbinden, positiv zu sehen. Wir wollen nicht, dass irgendein Besserwisser daherkommt, der uns den Genuss und den Spaß am Leben vermiest. Bis heute verspüre ich eine gewisse Ambivalenz bei dem Thema, beim Schreiben dieser Zeilen, eben weil ich die Weinkultur meiner Geburtsstadt und die bayerische Lebensart mit Bier, die meine Kindheit und Jugend mitgeprägt haben, liebe.

Soviel zu meinem Gefühl. Zugleich sehe ich mit meinem Verstand den Alkohol als solches sowie auch unseren oft allzu sorglosen Umgang mit ihm zunehmend kritisch.

Ich fing an, in Interviews und Podcasts häufiger auf die gesundheitlichen Schäden, die mit dem Konsum von Alkohol einhergehen können, hinzuweisen. Dann habe ich auf meinem YouTube-Kanal ein längeres Video zum Thema Alkohol gepostet, das zu meinem beliebtesten Video dort geworden ist – überraschenderweise stieß es auf eine ziemlich positive Resonanz. Offenbar teilen doch einige Menschen diesen Eindruck, dass wir gut daran täten, unseren Umgang mit Alkohol zu hinterfragen.

Für dieses Video hatte ich das Thema Alkohol noch einmal ganz neu recherchiert. Darauf beruht auch dieses Buch.

Dass von all meinen YouTube-Videos gerade das über Alkohol so gut angekommen ist, freut mich auch aus folgendem Grund: Alkohol ist ein Faktor, der einen spürbaren Unterschied im Leben machen kann. Ich werde oft nach Ernährungstipps oder Supplements gefragt, nach dem Motto: »Hey Bas, was hältst du denn von NMN, Omega-3 oder Ashwagandha? Und natürlich, nicht zu vergessen, Resveratrol …« Ich finde diese Fragen und das Thema Supplements auch durchaus spannend (so spannend, dass ich seit Monaten an einem neuen *Kompass* dazu arbeite). Im Großen und Ganzen aber ist es so, dass Alkohol im Verhältnis dazu eine weitaus wichtigere Rolle im Leben vieler Menschen spielt. Hier den richtigen Umgang zu finden, kann einen großen Unterschied für die eigene Gesundheit und nicht zuletzt für gesundes Altern machen.

Jeder von uns will ja mit möglichst wenig Leiden, Krankheit und Gebrechlichkeit alt werden. Und obwohl unser Schicksal was das betrifft natürlich nicht völlig in unserer Hand liegt, können wir dennoch eine erstaunliche Menge dafür tun, dass wir auf halbwegs fitte Weise altern. Unser

Alkoholkonsum spielt dabei eine maßgebliche Rolle. Auch die Tatsache, dass ich nicht jünger werde (ich bin 51 Jahre alt), hat dazu beigetragen, meinen Alkoholkonsum zu überdenken.

Kanadas Null-Alkohol-Strategie – und wie Deutschland darauf reagiert

Bevor wir in die Wirkung von Alkohol auf unseren Körper eintauchen, sollten wir einige Definitionsfragen klären. Zunächst, was ist das überhaupt: maßvolles oder moderates Trinken? Was meine ich damit? Nun, ganz einfach gesprochen: Wenn jemand abends beim Essen ein Gläschen Wein oder ein Bier trinkt oder als Mann vielleicht auch zwei – so ungefähr sieht moderates Trinken aus (manche werden diese Mengen natürlich absolut nicht als »moderat«, sondern als »ganz schön viel« empfinden, aber gerade weil das ja alles recht subjektiv ist, fange ich hier mit klaren Definitionen an).

Was den Unterschied zwischen Mann und Frau betrifft: Tatsächlich spielt beim Alkohol das Geschlecht eine Rolle, aus verschiedenen Gründen. Der Körper von Frauen ist nicht nur meist etwas weniger groß und muskulös, sondern er enthält typischerweise auch etwas mehr Fett und etwas weniger Wasser und Blut. Da sich Alkohol überall im Körper verteilt, allerdings mehr im (stärker durchbluteten) Muskel- als im (weniger durchbluteten) Fettgewebe, ist die Alkoholkonzentration im Blut bei Frauen bei gleicher Trinkmenge in der Regel höher als bei Männern: Die gleiche Menge Alkohol wird mit weniger Blut und weniger »Körper«, wenn man so will, vermischt, und ist also damit konzentrierter. Darüber hinaus spielen auch Unterschiede beim Abbau von Alkohol eine Rolle.

Ein besonders wichtiger Grund, zu dem wir noch kommen werden, betrifft jedoch das Thema Brustkrebs, von dem bekanntlich in erster Linie Frauen betroffen sind. Alkohol erhöht das Brustkrebsrisiko bereits in geringen Mengen. Das heißt konkret, dass Frauen schon bei einem »moderaten« Konsum mit einem höheren Erkrankungsrisiko rechnen müssen.

Zusammengefasst bedeutet »moderates« Trinken also: maximal 7 Drinks pro Woche bei Frauen und maximal 14 Drinks bei Männern. Und jetzt kommen wir zum zentralen Punkt: Diese Form von moderatem Alkoholkonsum galt lange Zeit als weitgehend unbedenklich, ja womöglich sogar als herzschützend. Das war übrigens auch der Tenor in meinem *Ernährungskompass*, zumindest in der ursprünglichen Fassung von 2018.

Diese Einschätzung jedoch hat sich wie gesagt in den vergangenen Jahren aufgrund neuer Analysen und Erkenntnisse gravierend verändert. Das ging so weit, dass der Staat Kanada Anfang 2023 die offizielle Empfehlung zum Alkoholkonsum drastisch runtergeschraubt hat, wie übrigens auch einige andere Länder, etwa Holland, wo ich aufgewachsen bin. Kürzlich hat man auch in Deutschland »offiziell« nachgezogen: Im August 2024 hat die Deutsche Gesellschaft für Ernährung (DGE) ihre Empfehlungen zum Alkoholkonsum dahingehend verändert, dass sie nun ungefähr so lauten wie in Kanada auch.

Was also war in Kanada passiert? Eine Expertengruppe hatte dort die Forschungsbefunde der vergangen Jahre neu ausgewertet und zusammengefasst und kam zu einem (für mich und viele andere damals) überraschenden, um nicht zu sagen schockierenden Schluss. Dieser neuen offiziellen Empfehlung Kanadas zufolge sind ein bis zwei Drinks noch halbwegs in Ordnung – aber, und jetzt kommt's, nicht (mehr) pro Tag, sondern *pro Woche*!

Ich wiederhole das gern noch einmal: Seit Anfang 2023 stuft man in Kanada 1 bis 2 Drinks pro Woche als halbwegs risikoarmen Konsum ein. Dabei machen die Kanadier unmissverständlich klar, dass sie absolut *nicht* empfehlen, diese geringe Menge zu trinken, denn selbst diese Menge gilt eben »nur« als »risikoarm«. Eindeutig besser sei es demnach, laut offizieller Empfehlung der kanadischen Behörden, *gar nicht* zu trinken.

Genauso sieht das inzwischen die Deutsche Gesellschaft für Ernährung, die sich in ihrem Positionspapier ausdrücklich auf den kanadischen Bericht bezieht. Laut DGE gibt es ebenfalls keine sichere Alkoholmenge, also empfiehlt auch sie nun, vollständig auf Alkohol zu verzichten. Wer mag, kann das Positionspapier der DGE sowie auch den kanadischen Bericht im Internet nachlesen (die entsprechenden Links dazu stehen hinten im Buch bei den Literaturverweisen). Die Grafik auf Seite 25 fasst die neuen Empfehlungen knapp zusammen.

Für viele von uns kommen diese neue Empfehlungen überraschend: Was ist denn nun mit dem gesunden Gläschen Rotwein? Die Richtlinie wirkt zudem reichlich restriktiv: maximal 1 bis 2 Drinks *pro Woche*? Wie bitte? Und besser *gar nicht*? Im weiteren Verlauf des Buchs geht es also vor allem auch darum, zu klären, was an diesen neuen Empfehlungen dran ist: Übertreiben es die offiziellen

Instanzen? Handelt es sich um Alarmismus, mit dem man uns das Vergnügen unnötigerweise verderben will? Oder liegen sie richtig mit ihrer Einschätzung? Und wenn ja, warum?

Eine letzte Definitionsfrage noch, bevor wir loslegen: Was genau ist mit einem »Drink« gemeint? Über welche Mengen reden wir hier? Nun, wie ein »Standarddrink« definiert ist, ist von Land zu Land etwas unterschiedlich. In dem kanadischen Bericht zum Beispiel ist 1 Drink definiert als 1 Glas Bier von ungefähr 340 Milliliter mit 5 Prozent Alkoholgehalt. Oder als ein Glas Wein von rund 140 Milliliter mit 12 Prozent Alkohol. Oder als 40 Milliliter Schnaps mit 40 Prozent Alkohol. Die DGE spricht statt von einem Drink lieber von einem »kleinen Glas« Wein oder einer »kleinen Flasche« Bier, wobei die Mengen sehr ähnlich oder sogar identisch sind mit dem, was die Kanadier und andere eben als »Standarddrink« bezeichnen. (Oft enthält ein Drink oder eben ein kleines Glas Wein bzw. eine kleine Flasche Bier ganz grob gesagt so um die 10 bis 12 Gramm reinen Alkohol, je nach Alkoholgehalt kann es auch etwas mehr sein. Wer sich dafür interessieren sollte, wie man solche Prozentzahlen in Gramm umrechnet, der kann dazu gern in meinen *Ernährungskompass* schauen oder auf meinen

Instagram-Kanal @baskastofficial, auf dem ich die entsprechenden Seiten aus dem *Kompass* gepostet habe.)

Für unsere Zwecke können wir festhalten, dass sich übliche Gläsergrößen interessanterweise ungefähr dem Alkoholgehalt anpassen, so dass also der Inhalt eines gebräuchlichen Schnapsglases ähnlich viel Alkohol liefert wie der eines gebräuchlichen Glases Bier oder Wein – deshalb ergibt es auch durchaus Sinn, von einem »Drink« zu reden. Wobei es selbstverständlich Regionen auf der Welt gibt, wo dieses »Gesetz« erfolgreich außer Kraft gesetzt wurde, wie etwa das Oktoberfest. Eine Maß Bier zum Beispiel, die genau einem Liter entspricht, wären schon gleich 3 Drinks! Mit anderen Worten: Eine Maß Bier pro Woche (!) wäre somit bereits mehr als das, was man in Kanada und neuerdings auch bei uns in Deutschland noch als »risikoarmen« Konsum bezeichnen würde. Also nochmals: Was ist dran an dieser neuen Einschätzung? Auf welchen wissenschaftlichen Erkenntnissen fußen diese Empfehlungen überhaupt?

Am besten null Promille

Alkoholkonsum pro Woche – Risiko für negative Gesundheitsfolgen

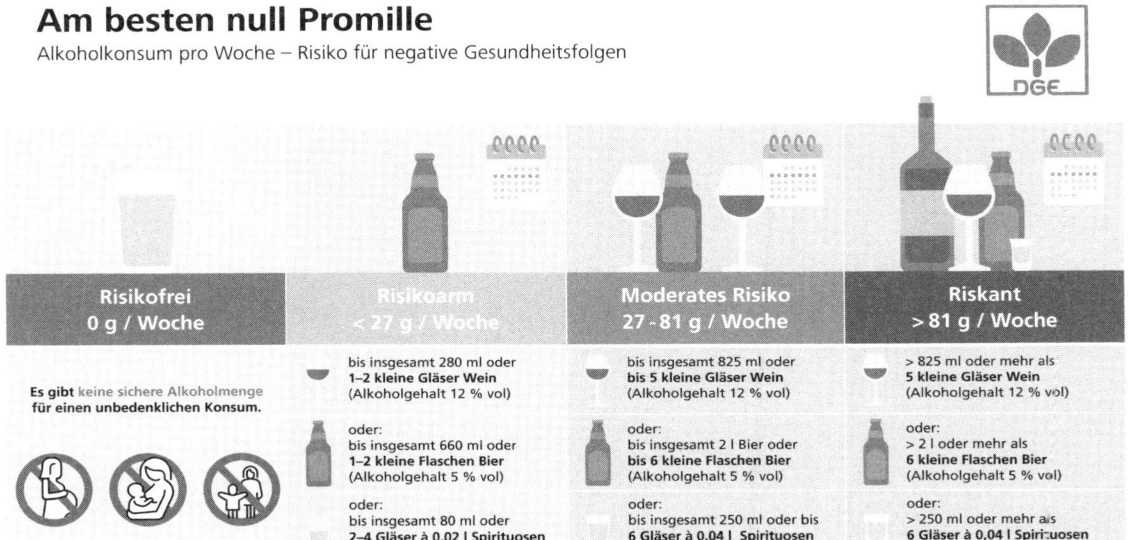
DGE
Risikofrei
0 g / Woche
Es gibt keine sichere Alkoholmenge für einen unbedenklichen Konsum.
Risikoarm
< 27 g / Woche
bis insgesamt 280 ml oder 1–2 kleine Gläser Wein (Alkoholgehalt 12 % vol)
oder: bis insgesamt 660 ml oder 1–2 kleine Flaschen Bier (Alkoholgehalt 5 % vol)
oder: bis insgesamt 80 ml oder 2–4 Gläser à 0,02 l Spirituosen (Alkoholgehalt 38 % vol)
Moderates Risiko
27 - 81 g / Woche
bis insgesamt 825 ml oder bis 5 kleine Gläser Wein (Alkoholgehalt 12 % vol)
oder: bis insgesamt 2 l Bier oder bis 6 kleine Flaschen Bier (Alkoholgehalt 5 % vol)
oder: bis insgesamt 250 ml oder bis 6 Gläser à 0,04 l Spirituosen (Alkoholgehalt 38 % vol)
Riskant
> 81 g / Woche
> 825 ml oder mehr als 5 kleine Gläser Wein (Alkoholgehalt 12 % vol)
oder: > 2 l oder mehr als 6 kleine Flaschen Bier (Alkoholgehalt 5 % vol)
oder: > 250 ml oder mehr als 6 Gläser à 0,04 l Spirituosen (Alkoholgehalt 38 % vol)

Quelle: DGE-Positionspapier Alkohol

Die Reise in den Körper beginnt: Was mit Alkohol in unserem Mund passiert

Um sich einer Antwort auf diese Fragen zu nähern, schauen wir uns zunächst einmal an, was Alkohol in unserem Körper und in unserem Gehirn bewirkt. Wenn wir verstehen wollen, woher die neuen Einschätzungen und Empfehlungen zum Thema Alkohol überhaupt kommen, müssen wir etwas mehr darüber wissen, wie Alkohol in unserem Körper wirkt. Also, was passiert in meinem Körper, wenn ich ein Glas Bier oder Wein trinke?

Ein Wort zum Molekül Alkohol oder »Ethanol«, wie es in der Fachsprache heißt. Bei Ethanol handelt es sich um ein recht kleines Molekül, kleiner als zum Beispiel Zucker, aus dem Alkohol ja üblicherweise gewonnen wird: Wir haben irgendeinen Zucker, wie etwa Traubenzucker, der von Hefezellen »verdaut« oder, wie man auch sagt, »vergärt« wird. Bei diesem Vergärungsprozess entstehen aus dem

Zuckermolekül kleinere Alkohol- bzw. Ethanolmoleküle. Um genau zu sein: Bei der Vergärung eines Traubenzuckermoleküls bleiben exakt zwei kleinere Ethanolmoleküle übrig.

Diese Ethanolmoleküle sind nicht nur kleiner als die Zuckermoleküle, aus denen sie ja hervorgegangen sind, sondern auch kleiner als zum Beispiel Fettsäuren. Aber genauso wie Zucker und Fett, die wir über die Nahrung aufnehmen, enthält auch Alkohol Kalorien, die sich verbrennen lassen. Zum Vergleich: Alkohol enthält etwa 7 Kalorien pro Gramm, Zucker, Kohlenhydrate und Proteine enthalten rund 4 Kalorien pro Gramm, Fette dagegen ungefähr 9 Kalorien pro Gramm. Alkohol ist also ziemlich kalorienreich, wenn auch nicht ganz so kalorienreich wie Fett.

In der Natur, in Früchten, in Fallobst, das anfängt zu gären, sind geringe Mengen von Alkohol weitverbreitet. Viele Tiere können vermutlich nicht umsonst Alkohol verdauen: Alkohol ist auch für sie eine kostbare Energiequelle. Selbst ein winziger Organismus, wie die Taufliege Drosophila, ist mit Alkoholsensoren ausgestattet. Hornissen und Wespen lieben Alkohol, weshalb sie uns im Biergarten auch so auf die Nerven gehen.

Versetzen wir uns einmal in die Situation unserer

haarigen Vorfahren in der afrikanischen Ursavanne zurück. Damals war es natürlich so, dass es fürs Überleben auf wirklich jede einzelne Kalorie ankam. Insofern kann man sich gut vorstellen, dass jene Jäger-Sammler-Vorfahren, die über das molekulare Rüstzeug verfügten, mit dessen Hilfe sich Alkohol als Energiequelle nutzen ließ, einen Überlebensvorteil hatten.

Um aber diese Energie, die im Alkohol steckt, nutzen zu können, muss der Körper den Alkohol erst einmal chemisch umwandeln. Wir sagen dann: Der Alkohol wird von unserem Körper »abgebaut«. Aber was genau bedeutet das eigentlich? Warum soll Alkohol überhaupt »abgebaut« werden? Antwort: unter anderem weil der Körper auf diese Weise an die kostbare Energie rankommt! Konkret heißt das, dass die Ethanolmoleküle so lange verarbeitet werden müssen, bis sie von unseren Körperzellen als Energiequelle verwendet werden können. Die molekularen Werkzeuge, mit denen unser Körper diese Verarbeitung vollbringt, sind gewisse Eiweißstrukturen, die man als »Enzyme« bezeichnet.

Sagen wir, wir nehmen einen Schluck Bier oder Wein zu uns, und der Alkohol gelangt in unseren Mund. Der Alkohol wird dann, genau wie Zucker auch, teils bereits an Ort und Stelle durch Enzyme in der Spucke abgebaut. Ich gehe etwas ausführlicher auf diesen Vorgang ein, weil man mit einem bisschen Wissen in der Hinsicht wirklich versteht, warum Alkohol in bestimmten Teilen des Körpers bestimmte Effekte entfaltet.

Bereits im Mund also beginnt die Verdauung, bei der Nahrung wie auch beim Alkohol. Was den Alkohol betrifft, gibt es eigens ein Enzym, das speziell für den Abbau von Alkohol zuständig ist. Dieses Enzym nennt sich »Alkohol-Dehydrogenase«, kurz ADH. Jetzt kommt ein wichtiger Punkt: Dieses ADH-Enzym, das den Alkohol, den wir gerade im Mund haben, anfängt abzubauen, so dass unser Körper den Alkohol als Energiequelle nutzen kann – dieses Enzym baut den Alkohol auf dem Weg zur Energiequelle erst einmal zu einem Zwischenmolekül ab, und zwar zu »Acetaldehyd« (oder »Essigsäure-Aldehyd«).

Acetaldehyd ist also noch nicht das Molekül, das unser Körper zur Energiegewinnung verwenden kann – *leider nicht*, muss man sagen. Es ist leider nur das notwendige Zwischenprodukt auf dem Weg zum Ziel. Erst wenn Acetaldehyd von einem weiteren Enzym noch einmal verwandelt wird, entsteht das, was man Acetat oder Essigsäure nennt, und das ist letztlich nichts anderes als Essig, wie wir ihn etwa zur Zubereitung eines Salatdressings nehmen. Mit diesem letzten Schritt ist der Körper am Ziel: Der Essig nämlich kann von unseren Körperzellen als Energiequelle verwendet werden, wie Zucker oder wie eine Fettsäure.

Ich fasse noch einmal zusammen: Wenn wir unser Feierabendbier trinken, einen Schluck Wein nehmen oder an einem Cocktail nippen, dann wird innerhalb von Sekunden noch im Mund ein Teil des Alkohols von einem Enzym in das Zwischenprodukt namens Acetaldehyd verwandelt. Dieses Acetaldehyd wird anschließend in Acetat, sprich Essig, umgebaut, was dann als Energie vom Körper genutzt werden kann (und so wird uns schön warm im Bierzelt oder auf dem Weihnachtsmarkt).

Warum ist das so wichtig? Weshalb hebe ich hier so sehr auf diese einzelnen Verwandlungsschritte ab? Weil sich insbesondere das Zwischenprodukt, das Acetaldehyd, das notgedrungen entsteht, wenn der Körper Alkohol abbaut, als hochtoxische Substanz herausgestellt hat. Und mit »hochtoxisch« meine ich wirklich giftig. Das ist in der Forschung mittlerweile unbestritten: Acetaldehyd ist ein eindeutig krebserregendes Zellgift, was so weit geht, dass dieses Molekül sogar in niedrigen Konzentrationen viele unterschiedliche Körperstrukturen – darunter auch die DNA, unsere Erbsubstanz – »angreift«.

Tatsächlich ist Acetaldehyd so aggressiv, dass es zu regelrechten Erbgutschäden kommen kann: zu Chromosomenschäden, zu Brüchen im Erbgutstrang und, ja, zu Mutationen. Unser Erbgut, die DNA, ist ja eine Art molekularer Text, der Instruktionen darüber enthält, wie die Zelle lebenskritische Eiweiße zu bilden hat. Die DNA ist damit so etwas wie der Quellcode des Lebens, der ständig abgelesen werden muss, damit jene Eiweiße entstehen, die unseren Körper bilden und die an praktisch allen Prozessen in unseren Körperzellen beteiligt sind. Ohne diese ständige Eiweißproduktion gäbe es uns nicht. Etwas wenig schmeichelhaft könnte man unseren Körper als eine Art »wässrige Eiweißmaschine« beschreiben.

Was passiert jetzt, wenn durch Alkohol willkürliche Änderungen dieses Quellcodes entstehen? Es ist in etwa so, wie wenn sich mein vierjähriger Sohn unbeobachtet an meinen Computer setzen würde (was manchmal passiert, mit katastrophalen Folgen) und anfangen würde, in diesem Manuskript herumzutippen. In der Regel macht das meine Lektorin nicht glücklich, weil der Text dadurch nicht gerade besser wird, und wenn ich meinen Sohn immer weiter wurschteln lassen würde, wäre mein Text irgendwann Buchstabensalat.

Um jetzt zu unseren Körperzellen zurückzukehren: Wenn ich Alkohol trinke, kann es passieren, dass der Quellcode meiner Körperzellen mehr und mehr verhunzt wird. Dabei können auch solche Gene geschädigt werden, die das Wachstum der Zelle kontrollieren. Viele unserer Zellen sollen sich ja ständig erneuern: Hautzellen, Blutzellen, Immunzellen usw. Wir wollen ja, dass diese Zellen wachsen und sich vermehren, das hält unseren Körper fit und funktionsfähig. Dieser Wachstums- und Vermehrungsprozess geschieht allerdings, wenn alles gut läuft, auf sehr, sehr kontrollierte Weise. Ohne dass wir etwas dafür tun müssten, erneuert sich unser Körper so gezielt dort, wo es nötig ist, sorgt aber zugleich dafür, dass unsere Körperzellen nicht anfangen, wild vor sich hinzuwuchern. Werden jene Gene, die diesen delikaten Prozess steuern, durch Acetaldehyd geschädigt, kann dieser streng choreografierte Wachstumsvorgang aus den Fugen geraten – und dann kann das entstehen, was wir gemeinhin als Krebs bezeichnen.

Krebs ist im Kern nichts anderes als unkontrolliertes Zellwachstum: Eine mutierte (sprich: genveränderte) Körperzelle kündigt gewissermaßen ihre

Solidarität mit dem Rest des Körpers auf, sie ordnet sich nicht mehr dem großen Ganzen unter, sondern fängt an, sich selbst rücksichtslos zu vermehren. Um es noch einmal ganz klar zu sagen: Eben weil das erste Abbauprodukt von Alkohol, Acetaldehyd, unser Erbgut eindeutig schädigen kann, wird es als krebserregende Substanz in diesem hier beschriebenen Sinne eingestuft.

Aber die Dosis macht doch das Gift! Oder?

Damit habe ich einige der Grundlagenprozesse umrissen. Wir wollen aber ja wissen, was das für uns im Alltag heißt: Ab welcher Menge spielen diese Prozesse denn nun für unser Leben eine Rolle? Ab welcher Dosis ist Alkohol also krebserregend?

Plump auf den Punkt gebracht, muss man sagen, dass man hier keinen sicheren Schwellenwert ausgemacht hat. Es ist also leider nicht so, dass man sagen könnte: Wenn wir unter dieser oder jener Mindestmenge bleiben, passiert nichts bzw. besteht kein Risiko. Tatsächlich erhöht im Grunde jeder Schluck Alkohol das Krebsrisiko. In der Forschung herrscht hierüber mittlerweile weitgehend Konsens.

In unserer Gesellschaft allerdings hat sich diese Tatsache noch nicht so stark herumgesprochen. So tut sich eine auffallende Kluft auf zwischen den wissenschaftlichen Erkenntnissen einerseits (Alkohol ist krebserregend) und dem öffentlichen Image von Alkohol andererseits (Wein ist harmlos, ein Kulturgut), die sich bei keiner anderen Drogen beobachten lässt. Beim Rauchen zum Beispiel ist uns völlig klar, womit wir es zu tun haben. Jeder weiß, dass Rauchen Krebs verursachen kann. Aber Alkohol? Mein Feierabendbier soll krebserregend sein, wirklich? Ist das nicht übertrieben? Ist es nicht reinster Alarmismus, Alkohol mit Zigaretten zu vergleichen?

Hier einfach einmal ein paar Fakten dazu: Schon ein einziger Drink am Abend erhöht das Krebsrisiko, und zwar insbesondere im Mund- und Rachenbereich. Wer einen groben Vergleich haben will: Von der Größenordnung her ist für Frauen eine Flasche Wein über die Woche verteilt ungefähr ähnlich riskant, wie zehn Zigaretten pro Woche. Der Vergleich hinkt vielleicht, weil man üblicherweise mehr als nur zehn Zigaretten raucht, schon allein deshalb ist Rauchen im Alltag tatsächlich meist weitaus gefährlicher.

Trotzdem, wenn man diese Vergleiche einmal statistisch hochrechnet und sich diese theoretische Frage stellt: Wie viele Zigaretten stecken denn eigentlich, rein was das Krebsrisiko betrifft, in einer Flasche Wein? Dann lautet die Antwort: Ungefähr zehn

Zigaretten, zumindest was Frauen betrifft. Bei Männern sind es etwa fünf Zigaretten. Dieser Geschlechtsunterschied geht wie bereits erwähnt auf das generell höhere Brustkrebsrisiko bei Frauen zurück, das durch Alkohol noch einmal stark erhöht wird.

Noch eine letzte Zahl dazu. Man kann sagen, wenn 1000 Nicht-Raucher im Schnitt eine Flasche Wein pro Woche trinken, dann würde man unter 1000 Männern mit immerhin 10 zusätzlichen Krebsfällen rechnen müssen. Bei 1000 Frauen müsste man mit 15 zusätzlichen Fällen von Krebs rechnen, wobei etwas mehr als die Hälfte davon auf das Konto von Brustkrebs gingen.

Brustkrebs ist bei alledem ein (immer noch einigermaßen rätselhafter) Sonderfall, denn grob vereinfacht wirkt Alkohol vor allem dort im Körper auch in bereits geringeren Mengen krebserregend, wo es zu einem unmittelbaren Kontakt mit dem Alkohol und dessen Abbauprodukt Acetaldehyd kommt. Das heißt, in unserem gesamten »Verdauungsrohr« ist das Krebsrisiko stark erhöht, sprich: in Mund, Rachen, Speiseröhre, im Magen etwas weniger, das Darmkrebsrisiko jedoch ist wiederum deutlich erhöht.

Warum ist das Verdauungsrohr so gefährdet? Das verstehen wir nun etwas besser, denn wir haben ja gesehen, dass Alkohol von dem Enzym ADH (Alkohol-Dehydrogenase) abgebaut wird. Das ADH-Molekül, welches den Alkohol abbaut, stammt im Mund und im Darm vor allem von den sich dort befindlichen Bakterien, vom sogenannten Mikrobiom. Das Enzym dagegen, das das hochgiftige Acetaldehyd in die harmlose Energiequelle, nämlich Essigsäure, verwandelt, ist in unserem Mund und Verdauungstrakt nicht sonderlich aktiv. Die Folge davon ist: Wenn wir Alkohol trinken, sammelt sich das giftige Acetaldehyd im Mund und im restlichen »Rohr« an und kann dort dann (weil es nicht weiter in das harmlose Acetat abgebaut wird) in Ruhe die Schäden unter anderem an unserer DNA anrichten. Das ist der Grund dafür, weshalb Alkoholkonsum das Krebsrisiko speziell im Mund und im Verdauungstrakt erhöht.

Übrigens kann man dieses Risiko noch einmal kräftig erhöhen, wenn man während man Alkohol konsumiert auch noch raucht. Es gibt Studien, die zeigen, dass die Acetaldehyd-Konzentration in der Spucke sage und schreibe siebenmal so hoch ist, wenn ein Drink von einer Zigarette begleitet wird. Rauchen und Trinken zugleich stellt somit gewissermaßen den ultimativen Acetaldehyd-Cocktail dar!

Noch ein interessantes Detail in dem Zusammenhang, da es ja oft heißt: Alkohol ist Alkohol, und was die Gesundheit betrifft, macht es wenig Unterschied, ob man nun Schnaps oder Bier oder was auch immer trinkt. Das stimmt so vermutlich nicht ganz, denn alkoholische Getränke enthalten nicht nur Alkohol, sondern auch selber »freies« Acetaldehyd, allerdings in unterschiedlichen Mengen. Das Abbauprodukt ist somit bereits im alkoholischen Getränk mehr oder weniger stark vorhanden.

Liköre, Sherry, Schnäpse wie Grappa oder zum Beispiel Calvados (eine Art Obstler aus der Normandie, der aus Äpfeln hergestellt wird): Diese zum Teil recht hochprozentigen alkoholischen Getränke enthalten extrem hohe Acetaldehyd-Konzentrationen. Vermutlich ist es kein Zufall, dass in Regionen der Welt, wo diese Spirituosen besonders gern getrunken werden, wie in Frankreich, Italien oder Ungarn, gerade die Krebsraten des oberen Verdauungstraktes auffallend hoch sind. Manche alkoholischen Getränke (wie eben Calvados, Grappa und generell Schnäpse) sind somit wohl noch etwas schädlicher als andere (Bier und Wein), auch wenn letztlich jedes Getränk in praktisch jeder Dosis das Krebsrisiko im gesamten Verdauungsrohr erhöht, und je mehr man trinkt, desto höher ist eben auch dieses Risiko.

Umgekehrt gilt natürlich: Sobald wir eine Alkoholpause einlegen, entziehen wir dem Körper dieses Zellgift namens Acetaldehyd sofort, was eine gute Sache ist, einerseits. Auf der anderen Seite sind die Schäden, die man seinem Körper bei chronischem Alkoholkonsum über die Zeit hinweg zugefügt hat, erst einmal vorhanden. Und zumindest was das Krebsrisiko betrifft, dauert es leider ziemlich lange, bis dieses erhöhte Risiko sinkt, auch wenn man gar nicht mehr trinkt.

Erst kürzlich hat eine Studie im angesehenen Medizinerfachblatt *New England Journal of Medicine* gezeigt, dass, wenn man mit dem Trinken aufhört, das Risiko von Krebs im Mundbereich und im gesamten Verdauungsrohr zwar sinkt. Allerdings dauert es buchstäblich Jahre, teils zehn bis zwanzig, bis das in nennenswertem Maße der Fall ist. Immerhin sinkt zum Beispiel das Risiko für Mundkrebs nach 10 bis 19 Jahren Abstinenz um gut 30 Prozent, im Vergleich zu Menschen, die regelmäßig weitertrinken. Und vom Trend her ist das eben auch schon bei Leuten zu beobachten, die nicht mehr als ein bis zwei Drinks täglich getrunken und dann damit aufgehört haben.

Noch weitaus deutlicher jedoch zeigt sich diese Risikosenkung bei Menschen, die es gewohnt waren, drei oder mehr Drinks täglich zu sich nehmen – und den Alkohol dann aufgegeben haben. Das gibt uns einmal mehr einen Hinweis darauf, dass insbesondere kräftige Trinker davon profitieren, wenn sie kürzer treten oder ganz auf Alkohol verzichten.

Narkose im Kopf: Was Alkohol mit unserem Gehirn anstellt

Ketzerische Frage: Schmecken Wein und Bier und Wodka wirklich gut, ich meine rein von ihrem Geschmack als Getränk her? Wer gerne trinkt, für den oder die ist die Frage fast lächerlich: Natürlich schmecken Wein und Bier, und wie! Aber liegt das wirklich in erster Linie am Geschmack des Getränks selber?

Ich bezweifle es. Ich zum Beispiel verspüre absolut kein Verlangen nach einem Glas alkoholfreien Riesling. Gelegentlich ein alkoholfreies Bier, okay, das mag ganz angenehm sein an einem heißen Sommertag, um den Durst zu löschen. Aber ansonsten? Alkoholfreie Weine, alkoholfreie Schnäpse, alkoholfreie Cocktails: alles nicht sonderlich verführerisch, wie ich finde. Letztlich ist das subjektiv, aber ich denke: Ein Großteil des guten »Geschmacks« von unserem Lieblingsgetränk resultiert viel mehr aus der Assoziation mit dem angenehmen Effekt als aus dem »Aroma« des Getränks selber.

Ich würde sagen: Der Effekt ist das überzeugendste Argument, das ein Drink für uns in petto hat. Wir mögen und lieben alkoholische Getränke deshalb so sehr, weil unser Gehirn den Geschmack dieser Getränke immer wieder mit den herrlichen Effekten (und feierlichen Situationen) assoziiert hat: mit Stressreduktion, Trost, Entspannung, gelösten Ängsten, Gemütlichkeit, geselligem Beisammensein, Freude. All das macht den eigentlichen Geschmack des Getränks aus.

Sehen wir uns also diese Effekte etwas näher an: Was genau bewirkt Alkohol in unserem Gehirn, das er dermaßen schmackhaft für uns wird?

Nun, über den Mund und die Speiseröhre gelangt der Alkohol natürlich erst mal in den Magen. Von dort geht die Reise weiter in den Dünn- und den Dickdarm. Diese Verdauungsorgane – Magen, Dünn- und Dickdarm – sind von lauter Gefäßen umgeben, die die Nährstoffe unseres Essens, aber eben auch den Alkohol eines Drinks aufsammeln.

Diese Gefäße wiederum münden wie kleinere Flüsse in einen großen Fluss, in diesem Fall in ein größeres Hauptgefäß, das man als »Pfortader« bezeichnet. Die Pfortader ist gewissermaßen die

Hauptverbindung vom Verdauungsrohr zur Leber. Das heißt, die Nährstoffe, die wir essen, genauso wie der Alkohol, den wir trinken, gelangen, bevor sie überhaupt auf den Rest des Körpers verteilt werden, erst einmal zur Leber. Dieses Phänomen nennt man auch »first pass«, erste Passage. Das bedeutet: Alles, was wir über den Mund zu uns nehmen, beispielsweise auch Medikamente, muss, bevor es zu den restlichen Organen unseres Körpers weiterreisen darf, an diesem Checkpoint namens Leber vorbei.

Ich erwähne hier Medikamente, weil viele Medikamente nahezu vollständig von der Leber »verschluckt« werden – etwas, was man als »First-Pass-Effekt« bezeichnet. Unter Umständen kommen die Stoffe dann gar nicht bei dem Organ an, bei dem sie ihre medizinische Wirkung entfalten sollen. Deshalb müssen manche Medikamente anders verabreicht, also injiziert oder inhaliert werden, damit sie nicht in der Leber »hängen bleiben«.

Beim Alkohol ist das bis zu einem gewissen Grad auch der Fall, wenn auch nicht ganz so krass. Üblicherweise nämlich trinken wir Alkohol in Mengen, die unsere Leber mit ihren begrenzten Enzymen nicht auf einmal abbauen könnte. So wird zwar ein Großteil des Alkohols erstmal von der Leber

»abgefangen«, weshalb nicht umsonst die Leber bei regelmäßigem und insbesondere hohem Alkoholkonsum geschädigt wird. Es bleibt aber immer noch mehr als genug Alkohol für den Rest des Körpers übrig, der dann über den Blutkreislauf weiterzieht zu den restlichen Organen, unter anderem zum Gehirn, wo sich dann eben jene Effekte entfalten können, die den Alkohol so beliebt machen.

Da das Alkoholmolekül wie erwähnt sehr klein ist, gelangt es leicht ins Gehirn. Diese freie Passage ins Gehirn ist alles andere als selbstverständlich. Das Gehirn ist ja nun für die meisten von uns ein recht wichtiges Organ und also nicht umsonst speziell geschützt vor vielen potenziell toxischen Substanzen.

Für diesen Schutz sorgt die sogenannte »Blut-Hirn-Schranke«. Die Kommandozentrale namens Gehirn ist durch einen Sicherheitszaun abgeschirmt, eine Art zellulären Maschendraht, der die kostbaren Nervenzellen schützen soll. Insbesondere größere und damit unter Umständen schädliche Substanzen erhalten keinen Zutritt.

Die winzigen Alkoholmoleküle aber können sich wie kleine Fliegen durch diesen Maschendraht hindurchbewegen und haben damit direkten Zugang zu unseren Nervenzellen. Sie beeinflussen diese auf extrem vielfältige Weise. Unheimlich viele Hirnareale und Botenstoff-Systeme werden durch Alkohol verändert. Die Beschreibung, die jetzt folgt, ist somit ein stark vereinfachtes Bild.

Wir nippen also an unserem Bier oder Wein, und sobald der Alkohol nach ein paar Minuten ins Gehirn gelangt, wird als erstes ein Botenstoff-System beeinflusst, das man als »GABA« bezeichnet. GABA, das steht für »Gamma-Amino-Butter-Säure« (also eigentlich GABS, aber da wir es mit einem englischen Kürzel zu tun haben, spricht man von GABA, wobei das A für »Acid« steht, das englische Wort für Säure).

GABA ist ein Gehirn-Botenstoff oder »Neurotransmitter«, wie man auch sagt. Und zwar ist GABA der zentrale hemmende Botenstoff des Gehirns. Mit anderen Worten: GABA funktioniert letztlich, indem dieser Botenstoff die Aktivität unserer Gehirnzellen hemmt. GABA ist wie eine Art Bremse im Gehirn. GABA dämpft Gehirnaktivität, fährt Nervenzellen herunter.

Vielleicht etwas mehr Hintergrundwissen dazu: Das Gehirn besteht ja unter anderem aus Nervenzellen oder Neuronen (dies sind Synonyme), und wenn wir denken oder fühlen oder wahrnehmen, wenn du also zum Beispiel jetzt diese Zeilen liest, fließt in verschiedenen Mustern Strom durch die Nervenzellen deines Gehirns. Wenn wir eine Szene wahrnehmen oder erleben, wird ein gewisses Nervenzellmuster elektrisch aktiviert. Sobald wir uns später an das Erlebnis erinnern, wird ein Teil eben dieses Netzwerks reaktiviert. Das ist, was Erinnerung im Kern ist. Bei diesen Aktivierungen fließt also tatsächlich ein leichter Strom durch die Nervenzelle. Das ist gemeint, wenn wir von »Aktivierung« reden.

Am Ende der Nervenzelle aber, dort, wo die eine Nervenzelle auf die nächste Zelle trifft, wird der Stromfluss unterbrochen, wie als sei das Stromkabel dort zu Ende oder durchgeknipst. Von dort an geht das Signal chemisch weiter. Anders gesagt, die Nervenzellen in unserem Kopf kommunizieren miteinander mit Hilfe von chemischen Botenstoffen, und das geschieht an den Kontaktstellen zwischen den Nervenzellen, den berühmten Synapsen.

An der Synapse wird also ein chemischer Botenstoff freigesetzt, der dann zum Ufer des nächsten Neurons hinübertreibt. Beim Nachbarneuron docken diese Botenstoffe an Andockstellen an, die man auch als »Rezeptoren« bezeichnet. Über diese Rezeptoren kann die Nachbarzelle entweder aktiviert oder gehemmt werden, je nach Botenstoff und je nach Rezeptor. Beim Botenstoff GABA und dessen Rezeptoren haben wir es also mit einer Hemmung zu tun.

Schön und gut, aber was macht denn jetzt der Alkohol? Zu den ersten Effekten von Alkohol gehört es, an die GABA-Rezeptoren des Gehirns anzudocken und diese zu aktivieren, wie es GABA sonst auch tut, was heißt: Die Aktivität der Nervenzellen in unserem Gehirn wird auf breiter Front runtergefahren. Das Gehirn wird somit, wenn wir Alkohol trinken, in künstlich hohem Maße in seiner Aktivität gedämpft, oder, um es im Medizinerjargon auszudrücken: Das Gehirn wird »sediert«.

Sehr vereinfacht könnte man also sagen, dass wir uns mit einem Drink eine leichte Narkose verpassen. Wer schon einmal eine Darmspiegelung oder Ähnliches hat machen lassen, der oder die hat dabei vermutlich Bekanntschaft gemacht mit dem Narkosemittel »Propofol«, das einen binnen Sekunden in einen unbewussten Zustand versetzt. Und wie wirkt Propofol? Richtig, in erster Linie, indem es wie Alkohol (nur noch weitaus effektiver) die GABA-Rezeptoren im Gehirn besetzt, diese aktiviert und damit das Gehirn großflächig runterfährt. Was bei Propofol so weit geht, dass dabei dann auch das Bewusstsein ausgeschaltet wird.

Allerdings: Wenn wir beim Alkohol die Dosis kräftig hochfahren, kann bekanntlich auch Alkohol etwas sehr Ähnliches bewerkstelligen – nicht umsonst gibt es den Begriff des »Koma-Saufens«.

Die Wirkung von Alkohol hat also tatsächlich eine gewisse Ähnlichkeit mit gängigen Narkosemitteln (es gibt Unterschiede darin, was die Stärke des Andockens an die Rezeptoren betrifft, aber von der Richtung her ist der Effekt vergleichbar). Meist trinken wir natürlich nicht ganz so viel, dass es zur Vollnarkose kommt, vielleicht aber schon zum Schwips, den man als eine Form von »Narkose light« charakterisieren könnte.

Damit sind wir bei einem Kernaspekt angelangt, denn es ist genau dieser leichte »Narkose-Effekt«, der für viele von uns unheimlich angenehm ist, zum Beispiel am Ende eines stressigen Arbeitstages, wenn man nach Hause kommt und einfach abschalten will. So war es bei mir immer: Mit einem Glas Wein oder zwei konnte ich ganz schnell mein oft von der Arbeit gehyptes System sehr wirksam runterfahren. Wein war für mich das schmackhafteste Anti-Stress-Mittel überhaupt, gezielt einsetzbar und noch dazu schlicht herrlich. Es ist auch der »Narkose-Light-Effekt«, der Alkohol zum A und O so gut wie jeder Party macht: Mit einem

Drink fühlt man sich gleich viel entspannter, auch und sogar unter fremden Leuten. Diese Entspannung rührt von dieser ersten, runterfahrenden, sedierenden GABA-Wirkung.

Innere Unruhe, Zittern, Ängste: Wie das Gehirn die Alkohol-Sedierung bekämpft

Jetzt geht die Reise des Alkoholmoleküls im Kopf erst so richtig los. Wir sind in Stimmung gekommen, die Party nimmt an Fahrt auf, und also trinken wir noch ein, zwei Gläschen: Warum auch nicht, bei dem angenehmen Effekt? Der nächste folgt sogleich, und er besteht im Grunde in einer Verstärkung dieser bereits eingesetzten, ersten Sedierung.

Denn so wie es eine chemische Bremse im Kopf gibt, in Gestalt von GABA, so gibt es auch eine Art Gaspedal im Kopf. Das neuronale Gaspedal läuft über einen anderen Botenstoff, der sich Glutamat nennt. Glutamat heißt für gewöhnlich – im diametralen Gegensatz zu GABA – Aktivierung und hohe geistige Konzentration. Wenn wir jetzt zwei, drei Drinks zu uns nehmen, dann docken die Ethanolmoleküle auch zunehmend an den Glutamat-Rezeptoren im Gehirn an und blockieren diese.

Das heißt, das aktivierende Glutamat-System wird gehemmt, was den Narkose-Effekt gewissermaßen verzweifacht: Mit der Aktivierung von GABA tritt Alkohol auf die innere Bremse, mit der Glutamat-Blockade geht das Gehirn zusätzlich vom Gas herunter. Also, doppeltes Runterfahren, doppelte Entspannung oder Sedierung, wenn man so will.

Auch was Glutamat betrifft, gibt es wieder Parallelen zu üblichen Narkosemitteln. So wirkt das Narkosemittel Ketamin ähnlich wie Alkohol ebenfalls blockierend auf die Glutamat-Rezeptoren. Manche werden Ketamin vielleicht weniger als Anästhetikum denn als schnell wirkendes Antidepressivum kennen. Zumindest in niedrigen Dosen entfaltet Ketamin dabei auch eine entspannende bis regelrecht »benebelnde« Wirkung, die durchaus an die Wirkung von Alkohol erinnert.

Unsere Muskulatur entspannt mit zunehmendem Alkoholkonsum ebenfalls, darunter bekanntlich auch die Zungenmuskulatur, was so weit gehen kann, dass wir nach ein paar Drinks irgendwann anfangen zu lallen.

Umgekehrt ist es so – und dies ist ein generelles Prinzip des Gehirns sowie des Körpers überhaupt –, dass das Gehirn und der Körper bestrebt sind, stets für so etwas wie ein physiologisches Gleichgewicht zu sorgen, für eine biochemisch haarfein austarierte Balance. Unser Körper mag Balance oder »Homöostase«, wie man auch sagt. Letztlich gibt es ja nicht umsonst genauso viel GABA und exakt so viele GABA-Rezeptoren, wie es für das System Gehirn optimal ist.

Wenn wir also künstlich anfangen, an diesen Botenstoff-Systemen herumzudoktern mit Substanzen wie Alkohol, dann startet der Körper üblicherweise eine Art Gegenprogramm, um die ursprüngliche Balance möglichst wieder herzustellen. Was heißt das konkret? Bei regelmäßigem Alkoholkonsum und der dadurch bewirkten Sedierung heißt das unter anderem: Das Gehirn baut die Andockstellen für GABA ab. Es reagiert auf die ungewöhnlich starke Stimulierung der GABA-Rezeptoren durch Alkohol. Es sagt gewissermaßen: »Hey, Leute, irgendetwas sediert mich hier immer wieder, ich muss jetzt mal ein paar Gegenmaßnahmen treffen, um mein ursprüngliches Aktivitätsniveau wiederherzustellen!«

Umgekehrt blockiert Alkohol ja das Gaspedal im Kopf, das Glutamat-System. Dieses aktivierende System wird nun – als Kompensation – hochgefahren, erneut um der sedierenden Wirkung des Alkohols entgegenzuwirken.

Die Folgen dieser Gegenmaßnahmen des Gehirns kennen vor allem die etwas kräftigeren Trinker unter uns vermutlich aus eigener Erfahrung: Wenn der Alkohol ausbleibt und wir wieder halbwegs nüchtern sind, also am nächsten Morgen, haben wir es durch die Gegenmaßnahmen des Gehirns mit einem tendenziell hyperaktivierten oder hypergereizten Gehirn zu tun. Und so kann es ohne den Alkohol zu Erscheinungen kommen, die wir als »Entzugserscheinungen« bezeichnen. Entzugserscheinungen spiegeln zumindest teils die Gegenmaßnahmen des Körpers wider. Dazu gehören zum Beispiel innere Unruhe bis hin zu dem berüchtigten Zittern der Finger oder sogar regelrechte Angstzustände, mithin das exakte Gegenteil von Entspannung (Muskelentspannung inklusive) und Sedierung.

Das System ist jetzt außer Balance, aber wir können die innere Balance leicht wieder herstellen, indem wir einfach erneut etwas Alkohol trinken – ein, zwei Drinks, und das hyperaktivierte Gehirn »normalisiert« sich wieder! Normalisiert ist jedoch nicht dasselbe wie leicht sediert. Die Drinks sorgen zwar dafür, dass wir uns nicht mehr so unruhig fühlen, das Zittern mag verschwinden, aber so richtig entspannt sind wir noch nicht. Nein, um den alten, angenehmen Entspannungszustand wieder auf ähnliche Weise zu erleben wie früher, brauchen wir nun mehr »Stoff«. Mit anderen Worten: Wir entwickeln das, was man als »Toleranz« bezeichnet.

Je öfter wir trinken, desto mehr müssen wir dabei erst einmal die beschriebenen Gegenmaßnahmen des Körpers überwinden, um überhaupt wieder in den Genuss der eigentlichen Effekte zu kommen, auf die wir aus sind. Wir brauchen mehr Alkohol für einen vergleichbaren Effekt – besagte Toleranz –, was natürlich eine große Gefahr im Hinblick auf Abhängigkeit und Sucht ist.

Was es mit dem berühmten Dopamin auf sich hat

All das gilt auch für weitere Botenstoff-Systeme im Gehirn, die von Alkohol beeinflusst werden. Denn Alkohol wirkt nicht nur auf GABA und Glutamat, sondern darüber hinaus auch auf berühmte Neuromodulatoren, wie Dopamin und Serotonin.

Zuerst ein Wort zur Rolle von Dopamin, einem Botenstoff, der ja geradezu Kultstatus erreicht hat. Oft ist die Rede vom »Dopamin-Kick«, den Alkohol – oder im Kern alles mit Suchtpotenzial, wie das Scrollen durch Social Media, Pornografie oder Gambling – bewirken kann. Es gibt längst ganze Bücher über den Botenstoff, mit Titeln, wie *Die Dopamin-Nation*.

Allerdings kommt es dabei auch öfters zu Missverständnissen, was die Rolle des Dopamins im Gehirn betrifft. Nun kann Dopamin damit gut leben, Dopamin nimmt das alles nicht persönlich. Aber wir wollen es genau wissen: Was macht Dopamin wirklich, und welche Rolle spielt es beim Genuss von Alkohol?

Dopamin ist wie gesagt zwar auch ein Botenstoff im Gehirn, jedoch ein Botenstoff der besonderen Art, denn Dopamin gehört, wie auch das berühmte Serotonin (das ebenfalls von Alkohol beeinflusst wird), zu den sogenannten »Neuromodulatoren«. Das heißt, Dopamin wirkt ein bisschen anders als GABA und Glutamat, insofern, als es sozusagen seinerseits auf jene Neuronen, die GABA oder Glutamat als Signalstoff benutzen, schaltet und deren Aktivität noch einmal hoch- oder runtermoduliert. Daher der Begriff »Neuromodulator«. Ein Neuromodulator ist somit eine Art Meta-Botenstoff: Ein Botenstoff, der andere Botenstoff-Systeme moduliert.

Hier eine einfache Beschreibung: Wenn man sich das Gehirn von außen ansieht, dann kann man sagen, dass der Großteil der Neuronen, mit denen wir wahrnehmen und denken, über diese üblichen Neurotransmitter, wie eben GABA und Glutamat, kommuniziert. Wir denken gewissermaßen »glutaminergisch«.

Hinzu kommen jetzt aber von tief unten im Gehirn, also tatsächlich teils aus dem Hirnstamm (der den Übergang zum Rückenmark bildet), einzelne Stränge von Nervenbündeln, die in dieses Geschehen eingreifen und diese Glutamin- und GABA-Neuronen, mit denen wir denken und wahrnehmen, noch einmal in ihrer Aktivität beeinflussen. Das sind die Neuromodulatoren, wie Dopamin und Serotonin. Dopamin-Neuronen schalten also buchstäblich auf die Synapsen, die Glutamat oder GABA als Neurotransmitter zur Kommunikation benutzen und beeinflussen und verändern die Aktivität dieser Synapsen.

Was die Frage aufwirft: Wozu das Ganze? Wann und wie kommt diese Extra-Modulation von Dopamin an den GABA- und Glutamat-Synapsen zustande? Die Antwort lautet: Im Kern immer dann, wenn wir so etwas wie eine positive oder negative Überraschung erleben, insbesondere aber bei unerwartet positiven Ereignissen. In der Forschung spricht man von »prediction error«, vom Vorhersagefehler. Diese Zusammenhänge sind generell von großer Bedeutung, also gehe ich etwas mehr ins Detail.

Unser Gehirn ist ja stillschweigend ständig dabei, Vorhersagen darüber zu treffen, was als nächstes passieren wird. Dass unser Gehirn die Welt bis zu einem bestimmten Grad vorhersagen kann, ist extrem wichtig für unsere Interaktion mit der Welt. Wenn ich zum Beispiel dieses Buch veröffentliche, dann erwarte ich gewisse Reaktionen. Ich rechne also mit ein paar Käufern und dem einen oder anderen Feedback, das hoffentlich nicht nur negativ ist. Ich kann gar nicht anders: Mein Gehirn generiert automatisch eine Erwartungshaltung. Es versucht, die Zukunft so gut wie möglich vorherzusehen, um möglichst gute Entscheidungen zu treffen.

Als Faustregel kann man sagen: Wenn sich nun die Realität genauso entfaltet, wie ich sie mir in meinem Kopf ausgemalt habe, dann gibt es keinen Vorhersagefehler, keinen »prediction error«. Offenbar stimmt mein Bild mit der Wirklichkeit überein, mein Modell der Realität ist richtig und bedarf keiner Korrekturen. In diesem Fall wird deshalb auch kein (vermehrtes) Dopamin in meinem Gehirn ausgeschüttet.

Dopamin kommt erst so richtig zum Einsatz, wenn ein Vorhersagefehler vorliegt. Vor allem dann, wenn meine Erwartungen übertroffen werden, weil zum Beispiel dieses kleine Buch wider Erwarten zu einem Bestseller wird oder zu begeisterten Leser-Mails führt. Dann sprenkeln die Dopamin-Nervenbahnen, die auf die GABA- und Glutamat-Synapsen schalten, mehr Dopamin als üblich auf diese Synapsen, was grob übersetzt bedeutet: »Das hier, mein lieber Bas, solltest du dir unbedingt merken.

Irgendetwas stimmte nicht mit deinem Bild, das du von der Wirklichkeit hast. Du hast dich mal wieder unterschätzt, mein Lieber, du solltest dein Modell der Wirklichkeit korrigieren, denn hier ist etwas verdammt gut gelaufen, was du so nicht vorhergesehen hast. Also, bitte, merk dir das!«

Man könnte es auch so ausdrücken: Mit Dopamin verfolgt das Gehirn, ob unsere Vorhersagen eintreffen oder nicht, und hilft dann durch veränderte Ausschüttung dabei, unser Weltbild neu zu ordnen. Auf der subjektiven Seite, vom Gefühl her, geht eine positive Überraschung natürlich mit einem kleinen Kick einher. Auch der könnte teils direkt vom Dopamin herrühren, bestimmt sind aber noch einige weitere Botenstoffe mit im Spiel, wie zum Beispiel die sogenannten Endorphine, bei denen es sich um körpereigene Botenstoffe handelt, die den Opiaten, also zum Beispiel dem stark schmerzlindernden Morphin, ähnlich sind.

Das umgekehrte Szenario ist natürlich – Gott bewahre! – auch möglich. Was, wenn keiner dieses Buch beachtet und die Medien es verreißen und meine geliebten Leser zutiefst enttäuscht sind? Was, wenn ich eine Mail nach der anderen bekomme, in der es heißt: »Hey Bas, sorry, aber wie kommst du dazu, mir mein Bier madig zu machen …?«

Diese Reaktion wäre für mein armes Gehirn natürlich auch eine Überraschung, wenn auch eine ziemlich negative, und darauf reagiert Dopamin ebenfalls. In diesem Fall jedoch nicht mit *vermehrter*, sondern mit *verminderter* Ausschüttung. Der Dopamin-Hahn (der immer so ein bisschen vor sich hin tröpfelt) wird gewissermaßen komplett zugedreht. Mit anderen Worten, Dopamin-Aktivität reflektiert, ob eine Erwartung unsererseits in Erfüllung gegangen ist oder nicht, oder genauer: ob die Erwartung übertroffen oder enttäuscht wurde.

Und was macht nun Alkohol? Akuter Alkoholkonsum führt zur Dopamin-Ausschüttung und signalisiert uns so auf künstliche Weise, dass irgendwie unsere Erwartungen übertroffen wurden – was sich angenehm anfühlt, verständlicherweise. Ich meine, wir haben einfach nur an unserem Glas genippt und schon wurden unsere Erwartungen übertroffen! Wir haben kaum einen Finger gekrümmt, und doch fühlt es sich an, als hätten wir einen Erfolg in der Welt errungen! Herrlich!

Zumindest im Moment selber. Aber auch in diesem Fall reagiert das Gehirn mit Kompensationsmechanismen, die unter anderem darin bestehen, die Dopamin-Andockstellen systematisch abzubauen.

Das heißt, Dopamin mag zwar bei regelmäßigem Alkoholkonsum weiterhin ausgeschüttet werden, verliert aber nach und nach an Wirkung, da es von den Neuronen gar nicht erst großartig »in Empfang« genommen wird.

Dieser Wirkungsverlust wiederum könnte folgende tiefgreifende Veränderung in uns hervorrufen: Die Welt muss unsere Erwartungen von jetzt an stärker als sonst übertreffen, damit wir überhaupt noch einen Dopamin-Kick erleben. Aktivitäten, die uns normalerweise immer motiviert haben, die uns sonst positiv überraschen und stimulieren, wie etwa ein außergewöhnlich gutes Essen oder unerwartete Erfolge bei der Arbeit oder besonders anregende soziale Interaktionen, fühlen sich nicht mehr ganz so motivierend oder belohnend an wie zuvor, weil das Dopamin auf eine ausgeprägte Rezeptoren-Ebbe trifft. Mit dem Alkoholkonsum haben wir unser Dopaminsystem im Grunde »ausgereizt« und brauchen von nun an stärkere Reize, größere Kicks, um dieses System überhaupt noch so richtig in Gang zu bringen.

Eine Gefahr dabei ist, dass wir zu mehr und mehr Alkohol greifen, um genau das zu bewerkstelligen: Um eben auf diese Weise doch noch das letzte bisschen Dopamin herauszukitzeln in der Hoffnung auf einen Kick, der immer schwieriger herbeizuführen ist.

Mit diesen Hirnbotenstoffsystemen also, GABA, Glutamat und Dopamin, wären einige der wichtigsten Effekte von Alkohol auf das Gehirn grob beschrieben. Die Realität sieht, wie man sich denken kann, im Detail noch weitaus komplexer aus, nicht zuletzt, weil noch viele weitere Botenstoffsysteme von Alkohol beeinflusst werden.

Allerdings will ich ja die Frage beantworten, was es denn nun mit dem maßvollen Konsum von Alkohol und der Gesundheit auf sich hat. Dabei aber können wir gleich noch etwas beim Gehirn bleiben, denn Trinken entfaltet neben diesen akut sedierenden und belohnenden Effekten auch eine langfristig schädliche Wirkung auf das Gehirn.

Die Wirkung von Alkohol auf eine Gedächtnisstruktur namens Hippocampus

Ich habe es anfangs schon erwähnt: Starker Alkoholkonsum, Alkoholmissbrauch, Alkoholismus – dass all das dem Gehirn nicht gerade guttut, weiß jeder. Manche von uns haben vielleicht auch schon vom »Korsakow-Syndrom« gehört. Das Korsakow-Syndrom ist eine Erkrankung, die vor allem schwere Alkoholiker erleiden: Sie haben massive Gedächtnisverluste, was primär daran liegt, dass eine Struktur in ihrem Gehirn zerstört ist, die man als »Hippocampus« bezeichnet. Hippocampus ist das lateinische Wort für Seepferdchen. Tatsächlich verdankt die Struktur diesen Namen ihrem Aussehen, das dem eines Seepferdchens frappierend ähnelt.

Der Hippocampus ist äußerst wichtig für die Bildung von neuen Gedächtnisinhalten, also für die Merkfähigkeit. Er gehört zum Beispiel auch zu den ersten Hirnstrukturen, die bei der Alzheimer-Krankheit stark betroffen sind und zugrunde gehen.

Alkoholismus und der oft damit einhergehende eklatante Mangel an B-Vitaminen (vor allem, weil einfach nicht mehr ausgewogen gegessen, sondern fast nur noch getrunken wird) tragen zur Zerstörung des Hippocampus bei. Das alles ist längst etabliertes Lehrbuchwissen. Was man dagegen bisher nicht so genau beantworten konnte, war die Frage: Wie verhält es sich denn nun mit dem maßvollen Konsum und seinen Auswirkungen auf den Hippocampus? Hier gibt es neue Daten, die Erschreckendes offenbaren.

In einer britischen Studie etwa mit mehr als 35 000 Testpersonen hat man festgestellt, dass bereits der tägliche Konsum von nur einem Drink mit eindeutigen Gehirnschäden einhergeht. So ist das Gehirnvolumen ab einem Drink pro Tag schon verringert. Nicht zuletzt zeigen sich Schäden am sogenannten »Fornix«. Der Fornix wiederum ist jenes Nervenbündel, das wie eine Art Kabel aus dem Hippocampus kommt und eine Rolle unter anderem bei der Einspeicherung von Gedächtnisinhalten spielt. Weitere Studien offenbaren, dass spätestens ab einem Konsum von gut einem bis zwei

Drinks täglich auch der Hippocampus selbst betroffen und regelrecht geschrumpft ist.

Soviel zunächst zu den negativen Nachrichten. Kommen wir endlich zu ein paar positiven! Man kann nämlich durch eine Veränderung des Lebensstils den Hippocampus auch gezielt aufbauen. Das verdanken wir unter anderem der Tatsache, dass der Hippocampus zu den ganz wenigen Strukturen im Gehirn gehört, in denen Nervenzellen selbst im Erwachsenenalter noch nachwachsen können – ein Vorgang, den man als »adulte Neurogenese« bezeichnet. Studien zeigen, dass schon längere regelmäßige Spaziergänge zu einem vergrößerten Hippocampus führen. Aber auch Joggen und sonstiger Sport und sogar Meditation können nachweisbar das Volumen des Hippocampus vergrößern. Selbst die Ernährung kann sich positiv auf den Hippocampus auswirken. Über diese Zusammenhänge habe ich ausführlicher im *Ernährungskompass* wie auch im *Kompass für die Seele* berichtet, weshalb ich hier nicht weiter auf sie eingehen werde.

Alkoholabstinenz ist ebenfalls gut für einen intakten Hippocampus sowie für das Gehirn überhaupt. Wer auf Alkohol verzichtet, kann dem Gehirn im Grunde dabei zusehen, wie es sich bereits innerhalb weniger Wochen und Monate erholt. Das belegt zum Beispiel eine neue Studie aus Kalifornien, in der Forscher mittels eines Kernspintomografen beobachten konnten, dass sich das Gehirn sogar bei Menschen, die richtig ordentlich gebechert hatten (wir reden nicht mehr über maßvollen Konsum, sondern über Alkoholmissbrauch), nach gut sieben Monaten des Nicht-mehr-Trinkens stark erholt hatte. So sah man, dass die Hirnrinde wieder genauso dick wurde, wie bei den Menschen aus der Kontrollgruppe, die keinen Alkohol tranken, auch wenn das Hirnvolumen insgesamt immer noch etwas geringer blieb als üblich, zumindest in den ersten sieben Monaten des Entzugs.

Aber all das zeigt: Wenn wir unserem Körper einfach nur nicht schaden, regeneriert er sich auf wundersame Weise von selbst. Wir müssen uns nur zurückhalten, zusehen und – statt Alkohol – Kaffee oder Tee trinken (beide sind auch mit Blick auf die Gesundheit empfehlenswert). Dann kehren die verkümmerten Verästelungen der Nervenzellen zurück, die Synapsen vermehren sich wieder, die sogenannten Stütz- oder Gliazellen, die die Nervenzellen mit Nahrung versorgen, wachsen nach – und all das zusammen trägt zur Regeneration des Gehirns bei.

Übrigens, so ermutigend diese Ergebnisse sind, die Studien zeigen auch: Rauchen verhindert diese

Regeneration. Das heißt, wer mit dem Trinken aufhört, aber weiterhin raucht, der oder die muss damit rechnen, dass die Erholungseffekte des Gehirns weitaus geringer ausfallen werden.

Gibt es nun das gesunde Glas Rotwein oder nicht?

Kommen wir endlich zu der häufig gestellten und momentan in der Forschung immer noch umstrittenen Frage: Was ist mit dem Herzen und dem angeblichen Herzschutz, den man moderatem Alkoholgenuss nachsagt? Fest steht, dass jeder Schluck Alkohol das Krebsrisiko erhöht, und schon ein, zwei Gläschen täglich gehen mit einer gewissen Hirnschrumpfung einher – das haben wir zur Kenntnis genommen. Aber was hat es denn nun mit der vermeintlich herzschützenden Wirkung von Rotwein und dem darin enthaltenen Resveratrol auf sich?

Um diesen sich hartnäckig haltenden Mythos gleich zu entkräften: Selbst wenn geringfügige Alkoholmengen gut fürs Herz-Kreislauf-System sein sollten, würde das vermutlich eher nicht an irgendwelchen heilsamen Stoffen im Rotwein liegen, wie etwa Resveratrol (bei der Substanz handelt es sich um einen Stoff, der unter anderem in der Schale von

Trauben gehäuft vorkommt und der Traube einen Schutz gegen Pilzbefall verleiht). Wein und selbst Rotwein enthalten dermaßen geringe Mengen an Resveratrol, dass man schon ein paar Dutzend Flaschen Rotwein trinken müsste, um hier überhaupt auf Mengen zu kommen, mit denen man zum Beispiel in üblichen Experimenten testet (und selbst dann hält sich die Wirkung in Grenzen). Natürlich könnte es sein, dass Resveratrol in Synergie mit weiteren Stoffen im Wein gewisse positive Wirkungen entfaltet – die derzeitige Evidenz dafür ist jedoch nicht sonderlich überzeugend. Es gibt inzwischen viele Experimente mit hochdosiertem Resveratrol, und obwohl sich durchaus einige positive Befunde offenbart haben, verliefen die allermeisten Tests eher enttäuschend.

Es gibt sogar Studien, die nahelegen, dass eine Supplementierung mit Resveratrol das Gehirn *schrumpfen* lassen könnte. Unter dem Gesichtspunkt würde man gar nicht wollen, dass Rotwein so irre viel Resveratrol enthält (es sei denn natürlich, man findet, dass man über zu viel Hirn verfügt). Auch wie diese Studien zu deuten sind, ist umstritten, insgesamt aber gibt es nur wenige überzeugende Ergebnisse, die für eine Supplementierung mit Resveratrol sprechen (dazu dann aber mehr in meinem neuen Kompassbuch über Supplements, an dem ich derzeit arbeite).

Dennoch: Auch wenn es wohl nicht am Resveratrol liegt, suggerieren wie erwähnt zahlreiche Studien, dass leichter Alkoholkonsum (nicht viel mehr als ein Drink täglich) mit einem gesenkten Risiko für Herz-Kreislauf-Erkrankungen, wie etwa einem Herzinfarkt, einhergeht. Lange galt diese Beobachtung in der Forschung als weitgehend akzeptiert, viele Wissenschaftler hielten den Zusammenhang für »echt«. Andere hatten da schon immer ihre Zweifel. In den letzten Jahren haben sich diese Zweifel gemehrt, und man kann sagen: Im Moment gibt es hier zwei unterschiedliche »Lager«.

Die einen sagen: Dieses angeblich herzschonende Gläschen am Abend beruht auf einer Fehldeutung der Daten. Ja, angesichts der Erhebungen kann man zwar zu dieser Interpretation kommen. Der beobachtete Zusammenhang lässt sich aber vor allem damit erklären, dass viele Menschen, die maßvoll trinken, insgesamt gesünder leben oder einfach gesünder sind. Denn in der Gruppe jener Menschen, die gar nicht trinken, gibt es auch zumindest einige, die gesundheitlich angeschlagen oder schlichtweg krank sind und eben deshalb nicht trinken. Manche haben vielleicht früher stark getrunken, dann aber darunter gelitten oder sind krank geworden und verzichten seither auf Alkohol. Zum Zeitpunkt der Untersuchung landen auch diese Menschen dann unter Umständen in der Gruppe der »Abstinenzler«. Wir vergleichen also mitunter eine »normale«, weitgehend gesunde Gruppe, die halt zufällig auch mal ein Gläschen trinkt, mit einer tendenziell nicht ganz so gesunden Gruppe von Abstinenzlern – kein Wunder, dass wir hier einen Unterschied beobachten. Der hat aber nichts mit dem Alkohol zu tun, im Gegenteil: Würden die maßvollen Trinker das Trinken aufgeben, sie wären wahrscheinlich noch gesünder.

So lautet die eine Deutung der Daten, und diese Deutung ist in den vergangenen Jahren mehr und mehr zur Mainstream-Auffassung in der Wissenschaft geworden, was eine beträchtliche Veränderung darstellt im Vergleich zur Situation vor zehn oder zwanzig Jahren, als viele das eine Gläschen am Abend für wirklich gesund hielten.

Es gibt aber nach wie vor eine Minderheit von Forschern, die bis heute meint: Nein, was den Effekt auf das Herz betrifft, ist die Frage bis auf weiteres offen. Geben wir es zu: Wir wissen es nicht wirklich. Mehr noch, viele Befunde deuten nun mal auf einen herzschonenden Effekt, selbst dann, wenn man den »Störeffekt« mit den kranken Abstinenzlern berücksichtigt. Diese zweite Gruppe von Forschern ist also nach wie vor der Auffassung, dass moderater oder leichter Alkoholkonsum das Herz schonen könnte, auch wenn für alle unbestritten ist, dass sich das Krebsrisiko in jedem Fall erhöht.

An dieser Stelle könnte man fragen: Gut, aber ist das nicht Haarspalterei? Ist es überhaupt wichtig, diese »Streitfrage« zu klären? Meine Antwort ist: Ja, das könnte sich schon als wichtig herausstellen. Denn diese zweite Wissenschaftlerfraktion, die weiterhin von einem herzschonenden Effekt bei leichtem Alkoholkonsum ausgeht, rätselt dabei auch über den möglichen Mechanismus, der dahinterstecken könnte: Wie kann es sein, dass ein Zellgift in geringem Maße gut für unser Herz sein sollte? Niemand kennt derzeit diesen vermeintlich heilsamen Mechanismus – es gibt allerdings einige interessante Spekulationen.

Alkohol dämpft das Alarmzentrum im Kopf – und könnte so unser Herz schonen

In diesem Zusammenhang ist kürzlich eine Studie erschienen, die sicher nicht der Weisheit letzter Schluss ist (sie könnte durch zukünftige Untersuchungen auch gut widerlegt werden), aber doch ganz aufschlussreich sein könnte. Die Studie wurde in dem durchaus angesehenen Wissenschaftsmagazin *Journal of the American College of Cardiology* veröffentlicht. Sie stammt von einer großen Gruppe von Forschern unter anderem der Harvard-Universität sowie des Mass General Hospitals in Boston, das zu den Spitzen-Krankenhäusern der Welt gehört. Auch die prominente Yale-Universität war beteiligt.

Was die Forscher und Kardiologen in dieser Studie gemacht haben, war Folgendes: Sie haben die Gehirne von Hunderten von Testpersonen untersucht, darunter leichte Trinker, die weniger als einen Drink pro Woche zu sich nahmen. Es gab aber auch moderate Trinker, die einen bis 14 Drinks pro Woche konsumierten (also maximal 2 Drinks pro Tag). Schließlich beteiligten sich noch einige starke Trinker, die auf mehr als 14 Drinks pro Woche kamen. Diese drei Gruppen haben die Forscher miteinander verglichen und stießen dabei auf einen bemerkenswerten Befund: Es zeigte sich, dass der moderate Konsum von Alkohol (1 bis maximal 14 Drinks pro Woche) nicht nur – wie üblich – mit weniger Herz-Kreislaufproblemen einherging, sondern auch mit einer auffallend verringerten Aktivität in einem Gehirnareal namens Amygdala oder Mandelkern.

Der Mandelkern ist eine Struktur tief im Innern des Gehirns, der die Größe und Form einer Mandel hat, daher der Name. Der Mandelkern ist, vereinfacht gesagt, eine Art Angst- oder genereller noch eine Art Alarmzentrum im Kopf. Dies ist einmal mehr eine starke Simplifizierung, aber grob kann man sagen: Wenn wir eine Bedrohung wahrnehmen, löst das Alarm im Mandelkern aus. Der Mandelkern wiederum stößt daraufhin im gesamten Körper eine Stressreaktion an, wobei unter anderem Adrenalin ausgeschüttet wird. Kurz gesagt, mehr Mandelaktivität bedeutet mehr innere Unruhe, mehr Alarmstimmung – bis hin zu Stress und

Angst. Wenn umgekehrt der Mandelkern gedämpft wird, legt sich diese innere Unruhe, der Stress lässt nach, die Angst verschwindet.

Genau dazu, zu einer Beruhigung des Mandelkerns, könnte (ich formuliere das bewusst sehr vorsichtig) maßvoller Alkoholkonsum beitragen. Das ist zumindest das, was diese Untersuchung nahelegt. Mit anderen Worten: Ein Drink am Tag – und das zeigte auch diese Studie und die Forscher verschweigen das auch gar nicht – erhöht zwar das Krebsrisiko, könnte jedoch zugleich die Erregung in jener Angst- und Alarmzentrale namens Mandelkern dämpfen, was uns entspannt, was wiederum unser Herz schont. Bemerkenswerterweise zeigt sich dieser Zusammenhang am stärkten bei Menschen, die eben vermehrt über Ängste berichten.

Aber was ist daran jetzt so interessant? Warum gehe ich so ausführlich auf diese eine Studie ein? Es geht mir dabei gar nicht so sehr um diese eine Studie. Mir geht es mehr darum, dass diese Studie beispielhaft verdeutlicht, in welcher Situation wir uns momentan befinden: Einerseits ist klar geworden, dass viele die schädliche Wirkung von bereits moderatem Alkoholkonsum, also einem Glas täglich, lange Zeit unterschätzt haben. Auch ich habe diese Gefahr wie bereits erwähnt unterschätzt, in den ersten Auflagen des *Ernährungskompasses* wie auch in den dazu begleitenden Interviews. Aus heutiger Sicht war das ein Fehler, und dieses Buch liegt mir auch deshalb so am Herzen, weil es mir wichtig erscheint, auf die neue Studienlage und Einschätzung hinzuweisen.

Vor diesem Hintergrund, dass man die Gefahr von Alkohol schon einmal unterschätzt hat, lässt sich die kritische Position sehr gut verstehen. Viele sagen: »Hört mal zu, Alkohol ist bereits in moderaten Mengen und ganz sicher bei hohem Konsum in vieler Hinsicht dermaßen schädlich, ganz zu schweigen vom Suchtpotenzial, von den Verkehrsunfällen, der Gewalt usw., dass es einfach unverantwortlich ist, überhaupt noch über eventuelle positive Effekte zu reden oder zu spekulieren.«

Auf der anderen Seite jedoch gibt es auch Stimmen, die so lauten: »Ja, stimmt, es gibt diese Schäden, wir wissen um diese Schäden. Wir bestreiten sie weiß Gott nicht. Trotzdem nehmen wir diesen wiederholten Befund, dass moderater Alkoholkonsum spezifisch das Herz schonen könnte, ernst und fragen uns: Was könnte der eventuelle Mechanismus sein, der dahinter steckt? Lasst uns doch bitte einfach herausfinden, wie es sich wirklich damit verhält, bevor wir irgendwelche voreiligen Schlüsse ziehen, so gut diese auch gemeint sein mögen!«

Auch diese Haltung verdient, wie ich finde, Respekt. Warum? Den Mechanismus und die Ursache für den hypothetisch positiven Effekt von Alkohol auf das Herz zu kennen, würde uns helfen, leichter andere Strategien zu finden, diese positiven Effekte ohne Alkohol herbeizuführen. Falls es zum Beispiel wirklich so sein sollte, dass der (hypothetische) Herzschutz von maßvollem Alkoholkonsum von der Stressdämpfung herrührt, dann ist zugleich klar, dass wir den Stress, mit dem wir unserem Herzen schaden, auch anders, ja auf gesündere Weise in den Griff bekommen können, als über den Griff zur Flasche. Zur Stressreduktion stehen uns ja nun wirklich langfristig wirksamere Strategien ohne allzu schädliche Nebenwirkungen zur Verfügung: Joggen, Meditieren, Yoga oder vielleicht auch ein gelegentliches Eisbad oder eine Sauna (oder beides) usw.

Ein Alkohol-Experiment, das auf durchaus positive Effekte hindeutet

Bevor wir zum Schluss kommen, ein kurzes Resümee des Besprochenen: Bereits »maßvoller« Alkoholkonsum ab einem Glas täglich und sicher bei zwei Drinks täglich geht mit einem erheblichen Gesundheitsrisiko einher, insbesondere was Krebs betrifft, und hier ist vor allem das gesamte Verdauungsrohr betroffen und bei Frauen zusätzlich das für Brustkrebs. Aus rein gesundheitlicher Sicht ist das Wort »maßvoll« hier also vielleicht nicht wirklich angebracht.

Dabei nehmen die Schäden durch Alkohol bei steigendem Konsum explosionsartig zu. Um nur ein Beispiel zu bringen: Mit jedem Drink erhöht sich, wie wir bei den Ausführungen zum Acetaldehyd gesehen haben, das Krebsrisiko im Mund- und Rachenbereich sowie in der Speiseröhre. Aber bei etwas mehr als einer Maß Bier oder einem halben Liter Wein täglich (wir reden jetzt natürlich über einen stärkeren, wenn auch nicht völlig unrealistischen Alkoholkonsum), steigt dieses Risiko um drastische 400 Prozent! Diese Zahl beruht auf einer großen Meta-Analyse unter Berücksichtigung von immerhin 572 Studien.

Aus meiner Sicht offen ist nach wie vor die Frage nach der mutmaßlich herzschonenden Wirkung: Ich verstehe alle Haltungen diesbezüglich, neige aber persönlich dazu, dass es am besten ist, so objektiv wie möglich herauszufinden, wie die Realität tatsächlich aussieht, weil ich denke, dass wir davon am meisten profitieren können.

Das grundsätzliche Problem dabei ist, dass es bislang so gut wie keine echten Experimente in dieser Hinsicht gab, und es ist zweifelhaft, ob es je ein wirklich aufschlussreiches Experiment dazu geben wird. Das bedeutet, dass sich die Frage wohl auch auf absehbare Zeit nicht klären wird. Vor einigen Jahren wurde in den USA ein großes Experiment zu dieser Frage ins Auge gefasst, bis sich herausstellte, dass einige der beteiligten Forscher mit der Alkoholindustrie verbandelt waren, und auch das Projekt selbst, das immerhin mit 100 Millionen Dollar Kosten veranschlagt wurde, sollte von der Alkoholindustrie mitfinanziert werden. Daraufhin gab es zurecht Protest, und das Projekt wurde abgebrochen.

Allerdings gibt es tatsächlich zumindest ein seriös durchgeführtes Experiment. Israelische Forscher haben vor vielen Jahren einen Versuch gemacht, der eine absolute Rarität in der Wissenschaft zum Thema Alkoholkonsum darstellt, auch wenn wenig darüber berichtet wird. Für diesen Versuch teilte ein Forscherteam mehr als 200 Diabetiker in drei Gruppen. Die einen bekamen trockenen Rotwein, die anderen trockenen Weißwein, während die dritte Gruppe sich mit Mineralwasser begnügen musste. Von da an sollten alle Teilnehmer für die nächsten zwei Jahre (!) zum Abendessen je 150 Milliliter (also gut einen Drink) des ihnen zugedachten Getränks zu sich nehmen.

Überraschenderweise zeigte sich nach zwei Jahren, dass sich nur bei den Weintrinkern die Blutzuckerregulierung verbessert hatte. Oft hört man ja, dass Alkohol den Schlaf ruiniert, und das mag ab einer gewissen Dosis auch durchaus stimmen. In dieser Studie jedoch berichteten die Testpersonen, die regelmäßig Wein konsumierten, über eine geradezu höhere Schlafqualität. Und auch in diesem Fall könnte man sich wieder fragen: Lag das womöglich an der Stressreduktion? Und wenn ja, ließen sich diese Stressreduktion und der bessere Schlaf eventuell auch anders herbeiführen?

Wenn es dir schwerfällt aufzuhören, solltest du genau das tun

Wenn ich zum Schluss persönlich werden darf, dann geht meine Einschätzung in folgende Richtung: Viele von uns würden eindeutig davon profitieren, ihren Alkoholkonsum zurückzufahren oder sogar ganz aufzugeben. Daran besteht absolut kein Zweifel. Das gilt natürlich erst recht, wenn es einem dann auch noch gelingen würde, den Stress, den man mit Alkohol zu bekämpfen versucht hat, mit gesunden Mitteln in den Griff zu bekommen, sei es mit Hilfe von Sport, Meditation, Spaziergängen oder was auch immer einem liegt.

Solltest du dich jetzt fragen: Soll ich aufhören Alkohol zu trinken oder nicht? Dann würde ich Folgendes sagen, wobei ich wirklich betonen möchte, dass ich hiermit die wissenschaftlichen Befunde hinter mir lasse und aus eigener Erfahrung und persönlichem Empfinden spreche. Mein Eindruck ist, dass es, was den Konsum von Alkohol betrifft, grob gesagt zwei Typen von Menschen gibt: jene (dazu gehört zum Beispiel meine Frau), die ab und zu mal ein Bier oder ein Glas Wein trinken oder auch zwei, drei, wenn sie ausgehen, aber selbst dann schlagen sie so gut wie nie hemmungslos über die Stränge. Sie trinken halt mal ein Glas oder gehen mal ab und an feiern – und das war's. Und dann trinken sie tage-, wochen- oder monatelang nicht, ohne (und das scheint mir ein wichtiger Punkt zu sein), dass sie auch nur den geringsten Gedanken an Alkohol verschwenden würden. Sie vermissen ihn nicht. Alkohol gehört für diese Menschen schlichtweg nicht zu ihrem Alltag. Das sind die einen.

Und dann gibt es Leute wie mich (früher): Für sie gehört Alkohol irgendwie zum Alltag dazu – zum Runterfahren, zum Abendessen, zum Abschalten. Warum ist das so? Teils sicherlich, weil ein Glas Bier oder Wein natürlich einfach Genuss und Vergnügen ist.

Aber es steckt mehr dahinter: Zweifellos ist es bei einigen von uns auch so, dass der Alkohol irgendein mehr oder weniger großes Problem löst, und sei es, dass er dazu beiträgt, nach einem stressigen Arbeitstag das hochgefahrene System zuverlässig, schnell und auf angenehme Weise runterzufahren. Das war es bei mir in erster Linie: Alkohol hat ein sehr spezifisches Problem für mich gelöst, und das scheinbar ohne großartige Nebenwirkungen oder Schäden, die ich bemerkt oder unter denen ich gelitten hätte. Ich war und bin – wie so viele von uns – abends einfach gestresst von der Arbeit, in meinem Fall von der stundenlangen Recherche, von den vielen Studien und Informationen, die es zu verarbeiten und in einen Zusammenhang zu bringen gilt, vom Schreiben, das bei mir eine so hohe Konzentration und geradezu körperliche Anspannung erfordert, dass ich nach ein paar Stunden dermaßen hochgehypt bin, dass ich irgendetwas brauche, um meinen Körper und meinen Geist wieder runterzubringen und zu beruhigen.

Für andere mag das regelmäßige Gläschen am Abend etwas anderes Positives bewirken: Womöglich hilft es gegen Einsamkeitsgefühle oder seelische Verletzungen. Manchen hilft es, ihre sozialen Ängste zu lindern, ihre Schüchternheit zu überwinden, wenn sie mit fremden Menschen auf einer Party zusammenstehen. Und weil Alkohol diesen Menschen hilft, ein ernsthaftes Problem effektiv zu lösen, meist eben ohne dass man irgendwelche negative Folgen bemerken würde, trinken sie halt, gewöhnen sich daran und entwickeln eine gewisse Abhängigkeit.

Und irgendwann ist Alkohol dann einfach zum Teil des Alltags geworden – so etwa wie der erste Kaffee am Morgen, den man braucht, um richtig wach zu werden und der irgendwann selbstverständlich zum Tagesablauf dazugehört. Diese Menschen sehnen sich dann früher oder später regelrecht nach Alkohol, sogar wenn es mal nicht so stressig oder keine sozial anstrengende Situation da ist. Trotzdem brauchen sie ihre zwei, drei Drinks am Abend. Oder vielleicht auch mehr.

Und ein kleiner Teil von ihnen wird dabei richtiggehend süchtig und zu handfesten Alkoholikern, wobei es sich zum Glück zwar nur um eine Minderheit handelt, was aber natürlich oft mit extrem viel Leid für die Menschen selbst wie auch für ihr gesamtes Umfeld einhergeht.

Ich aber rede hier vor allem über die weitaus größere Gruppe von Menschen, die einfach Gewohnheitstrinker geworden sind, ohne dass sie unbedingt gleich alkoholkrank wären.

Falls du dich in dieser Beschreibung wiedererkennen solltest und dich zu diesen Menschen zählen würdest, dann würde ich dir gerne nahelegen, dir einmal die Frage zu stellen, ob du nicht auch ohne Alkohol auskommen könntest. Sehr wahrscheinlich könntest du es, auch wenn der Gedanke daran im ersten Moment vielleicht nicht unbedingt Euphorie in dir auslöst. Aber gerade wenn dir der Gedanke schwerfallen sollte, zum Beispiel ganz konkret heute Abend auf dein Bier oder deinen Wein oder sonstigen Drink zu verzichten, dann würde ich dir von Herzen sagen wollen: Überlege dir einmal, ob es sich nicht lohnen würde, damit aufzuhören. Zugleich würde ich mir an deiner Stelle ganz offen diese Frage stellen: Welches Problem löst Alkohol für mich? Und wie könnte ich dieses Problem anders, produktiver, gesünder »lösen«? Wie könnte ich es *wirklich* lösen?

Und was ist umgekehrt mit all jenen Menschen, die eher so ticken wie meine Frau? Ich glaube, sie brauchen nicht wirklich eine Empfehlung, da sie nicht wirklich ein Problem haben. Hier würde ich also einfach sagen: Denk dran, dass es aus gesundheitlicher Sicht eine gute Idee ist, es bei zwei Drinks die Woche zu belassen. Wer dennoch regelmäßig darüber hinausgeht, muss dann halt auch mehr oder weniger starke Risiken für Krebs und andere Erkrankungen in Kauf nehmen.

Motivation zum Kürzertreten oder Aufhören

Ganz zum Schluss vielleicht doch noch zwei motivierende Aspekte, was das Kürzertreten oder den gänzlichen Verzicht von Alkohol betrifft. Eine Sache, die bei mir eine ausschlaggebende Rolle gespielt hat, das Trinken vollständig aufzugeben, waren nicht nur die zunehmend kritischen wissenschaftlichen Befunde, sondern auch meine drei kleinen Söhne.

Ich komme ja wie geschildert aus dieser Kultur der Südlichen Weinstraße, in der Wein und damit Alkohol regelrecht zelebriert wurden und nach wie vor werden. Auch ich selber habe den Genuss von Wein und schon allein das Entkorken einer Flasche oft genug richtiggehend gefeiert.

Gerade aufgrund der neuen Erkenntnisse über die Schäden, die wir uns mit dem Genuss von bereits wenig Alkohol zufügen, empfand ich das dann irgendwann meinen Kindern gegenüber einfach als falsch – so lustig es war, wenn der Korken an die Zimmerdecke oder durch den Garten flog! Ich empfand es als nicht richtig, diese Zelebrierung eines Zellgiftes an meine Kinder weiterzugehen, als hätte ich nichts dazugelernt. Als wüsste ich nicht mehr als die Generationen vor mir, die die Kultur, in der ich groß geworden bin, geprägt haben.

Auch die heutigen Generationen aber sind Teil dieser Kultur und werden sie prägen und verändern. Und gerade für heutige Generationen nimmt ja zum Beispiel die Gesundheit einen zunehmend hohen Stellenwert ein, was ich persönlich begrüße: Wir sind einmal auf dieser Welt, ein einziges Mal, gewissermaßen ein paar Sekunden bewusstes Leben, bevor man wieder in jenes Nichts zurückkehrt, aus dem man einst hervorgegangen ist. Warum sollte ich diese einzigartige Chance wissentlich verkürzen oder mir durch Krankheit vermiesen? Ich will das nicht. Ich schätze das Leben so sehr, dass ich es beschützen möchte. Mein eigenes, und das meiner Kinder erst recht. Und im weitesten Sinne das all meiner Mitmenschen.

Jedenfalls war es bei mir dann eines Tages so, als würde »alles« zusammenkommen – es war, als machte es klick in meinem Kopf, und von dem Tag an habe ich nichts mehr getrunken und bin bis heute dabei geblieben. Bis heute stehen noch ein paar verstaubte Bier- und Weinflaschen im Vorratsraum, die darauf warten, geleert zu werden. Ab und zu koche ich ein bisschen mit dem Wein, den ich noch habe, wobei ich den Alkohol weitgehend verkochen lasse (und wenn am Ende doch noch ein bisschen drinstecken sollte, dann ist das auch okay …).

Vermisse ich den Alkohol? Fehlt mir etwas Bedeutendes im Leben? Ist mein Leben ärmer geworden? Manchmal denke ich: »Ach, ein Glas Wein zum Essen wäre schön.« Oder an einem heißen Sommerabend schießt es mir durch den Kopf: »Jetzt ein Bier!« Das sind so Momente, ja, die gibt es. Im Großen und Ganzen aber hat sich für mich nichts geändert. Außer dass ich jetzt abends regelmäßig ein kleines Workout mache, was meinen Stress mindestens genauso gut abbaut. Außerdem finde ich es cooler. Es ist härter, ja, aber auch ehrlicher, eine ehrlichere Art, mit Stress umzugehen, wie ich finde, eine ehrlichere Art, um sich selbst einen kleinen Dopamin-Kick zu verabreichen (der sich zumindest subjektiv dann einstellt, wenn das Workout endlich aufhört).

Hat sich sonst etwas verändert? Wenn man nicht mehr trinkt, fällt einem auf, wie weitverbreitet und normalisiert der Verkauf und Konsum von Alkohol ist: In jedem Supermarkt Regale über Regale mit Weinflaschen und sonstigem Alkohol – dieser Anblick, bei dem ich mir früher nichts gedacht habe, mutet für mich inzwischen etwas merkwürdig an. Es fällt einfach auf, wie sehr sich Alkohol durch unseren Alltag zieht. Kaum eine Feier mit Kollegen, bei der nicht die Korken knallen. Kaum ein Café, an dem man vorbeiläuft, wo abends oder auch schon mittags nicht wenigstens einer mit einem Glas Bier oder Wein sitzt. In Filmen und Fernsehserien wird irgendwie andauernd getrunken. Alkohol ist allgegenwärtig, und das macht ihn scheinbar normal, auch wenn er tatsächlich etwas Außergewöhnliches und letztlich, ja, eine Droge ist.

Wenn jemand sagen würde: »Hey, mein Guter, du hast Geburtstag, wie cool, hier: Wie wär es mit einem Tütchen Kokain oder etwas LSD?« Was würden wir uns wundern! Jeder von uns würde denken: Sag mal, was soll das?

Der Vergleich mag hinken, aber es ist schon etwas sonderbar, dass es beim Alkohol eher umgekehrt ist. Dass man irgendwie als Spielverderber, Spießer oder langweilig und sonderbar gilt, wenn man nicht trinkt. Ich muss zumindest damit rechnen, dass manche Leser sauer sein werden, dass ich hier so kritisch über Alkohol berichte. Dass ich einfach nur schildere, was der Fall ist. Etwas, das einem wohl nie passieren würde, wenn man über die Risiken und Nebenwirkungen von Crystal Meth berichten würde. Und nein, Alkohol ist wahrlich nicht dasselbe wie Crystal Meth. Aber er ist dennoch eine Droge, eine, die wir in unserer Kultur größtenteils gutheißen und feiern. Und diese Normalisierung einer Droge in unserer Kultur ist etwas, das wir meines Erachtens durchaus hinterfragen sollten.

Zum Glück tun wir das inzwischen ja auch mehr und mehr, nicht zuletzt junge Leute, was mich freut. Sich die Hucke vollzusaufen ist ja nun auch nicht sonderlich cool, es ist wirklich keine beeindruckende Leistung, »trinkfest« zu sein. 100 Kilo beim Bankdrücken oder auch nur ein paar echte Klimmzüge hinzubekommen, imponiert mir jedenfalls mehr. (Nebenbei gesagt, ist Alkohol nicht sonderlich günstig für die Muskeln oder für Muskelwachstum, unter anderem weil Alkohol dazu beiträgt, die Proteinsynthese, also die Bildung von Eiweiß und damit auch von Muskeln, zu unterbinden.)

Es waren die hier beschriebenen Forschungsbefunde und es waren meine Kinder, die mich in einem sehr direkten Sinne motiviert haben, es sein zu lassen mit dem Alkohol. Aber hinzukam sicher auch diese bereits spürbare Veränderung in unserer Kultur, in der Gesundheit und die Prävention von Krankheit an Wert gewinnen. Es ist, als würden wir unser kostbares, einmaliges Leben mehr zu schätzen wissen.

Auch das, also die inzwischen zahlreichen Erkenntnisse darüber, wie sehr man seiner Gesundheit tatsächlich einen Gefallen tut, wenn man den Alkohol aufgibt, können natürlich motivierend sein – und deshalb dazu noch einige wenige Beispiele.

Erstens weiß man, dass die Leber bei ordentlichem Alkoholkonsum fast immer zumindest etwas verfettet ist. Diese sehr übliche Leberverfettung verschwindet meist schnell, wenn man aufhört zu trinken, unter Umständen bereits innerhalb weniger Wochen.

Das wiederum kann den gesamten Stoffwechsel verbessern, weil eine Fettleber nicht selten mit einer gewissen Insulinresistenz einhergeht, sprich: Die Leberzellen verlieren aufgrund des angesammelten Fetts in ihren Zellen ihre Empfindlichkeit gegenüber dem Hormon Insulin, das bekanntlich dabei hilft, Zucker vom Blut in die Zellen hineinzubefördern. Insulinresistenz geht mit erhöhten Blutzuckerwerten einher und ist die erste Stufe auf dem

Weg zu Diabetes. Wird die Leber entfettet, werden die Zellen wieder empfindlicher gegenüber dem Insulinsignal, was auch die Blutzuckerwerte normalisiert.

Darüber hinaus gibt noch viele weitere positive Aspekte des Alkoholverzichts. So sinkt der Blutdruck, was insofern günstig ist, als leider sehr viele von uns ab einem gewissen Alter unter Bluthochdruck leiden. Bluthochdruck wiederum ist ein maßgeblicher Risikofaktor insbesondere für Schlaganfälle.

Dann ist es bei Alkoholkonsum auch so, dass die Darmflora leidet. Alkohol tötet Bakterien, deshalb trank man in früheren Zeiten lieber Bier und Wein, als verunreinigtes Wasser. Aber das heißt eben auch, dass die günstigen Bakterien in unserem Darm teils vom Alkohol, den wir trinken, abgetötet werden können.

Dabei kann es zu etwas kommen, was man als »leaky gut« bezeichnet, einen »löchrigen Darm«. Die etwas drastische Bezeichnung bedeutet, dass der Darm vermehrt durchlässig wird für mitunter auch giftige Stoffe, die dann zur Leber und in den Blutkreislauf gelangen. Ein solcher löchriger Darm bildet sich aber ebenfalls innerhalb von wenigen Wochen zurück, wenn man aufhört zu trinken, so dass der Darm wieder eine sichere Barriere für schädliche Substanzen bildet.

Die Muskeln erholen sich bei Abstinenz, ebenso wie die Knochen. Wir halten ja die Knochen oft für leblose Gebilde, dabei sind unsere Knochen sehr lebendige, dynamische Strukturen, in denen Zellen kontinuierlich auf- und abgebaut werden. Alkoholkonsum schwächt unsere Knochen.

Wie wir inzwischen wissen, haben die Knochen sich sogar als Drüsen herausgestellt. Das heißt, sie bilden regelrecht Botenstoffe, über die sie mit dem Rest des Körpers kommunizieren, mit weitreichenden Folgen. Ein Beispiel ist das Knochenhormon »Osteocalcin«. Osteocalcin kann bis ins Gehirn wandern und dort bis zu jener Gedächtnisstruktur namens Hippocampus, wo es das Nervenzellwachstum ankurbeln kann. Wenn man viel Alkohol trinkt, sind die Osteocalcin-Levels eher niedrig, aber schon nach drei Wochen Abstinenz steigen sie wieder und normalisieren sich. Diesen günstigen Effekt kann man übrigens noch durch Bewegung und Sport beschleunigen, denn bei Bewegung bilden die Knochen ebenfalls vermehrt Osteocalcin, das dann das Seepferdchen in unserem Kopf (Hippocampus) auf Trab bringt und zum Wachstum anregt.

Was ich mit alledem sagen will, ist, dass unser Körper und unser Geist sich in vieler Hinsicht erstaunlich schnell von der Zerstörung, die chronischer Alkoholkonsum anrichten kann, erholen.

Zuallerletzt würde ich sagen: Ja, es ändert sich momentan spürbar etwas in unserer Gesellschaft, in unserem Bewusstsein. Dennoch, wenn ich mich umsehe und beobachte, wie sorglos viele von uns nach wie vor mit Alkohol umgehen, wie normal das Zelebrieren von und mit Alkohol in vielen Kreisen immer noch ist, dann wirkt es – auch wenn ich notabene selber jahrzehntelang mitgemacht habe, ich verurteile hier niemanden – irgendwie befremdlich. Natürlich darf jeder von uns trinken. Natürlich soll jeder genießen können. Darum geht es nicht.

Mir geht es darum, dass man wissen sollte, was man da zelebriert. Unsere Entscheidung sollte zumindest eine bewusste sein, basierend auf dem, was wir heute wissen. Wir feiern Geburtstage, wir feiern alles Mögliche mit Alkohol und sagen dann »zum Wohl«, während wir mehr und mehr wissen, dass es eher zu unserem Unwohl ist, wenn wir trinken. Wenn dieses Buch auch nur einen kleinen Beitrag dazu leisten sollte, dass wir in unserer Gesellschaft zu einem realistischeren, ehrlicheren Bild gelangen, was Alkohol betrifft, dann, glaube ich, würde dies mein Dopamin-System mehr in Schwung bringen als jeder Drink.

Dank

Ich danke dem Hirnforscher Prof. Dr. Christian Keysers vom Netherlands Institute for Neuroscience sowie der Zellbiologin Prof. Dr. Sina Bartfeld von der TU Berlin für die kritische Durchsicht des Manuskripts. Außerdem danke ich dem Psychopharmakologen und Alkoholforscher Prof. Dr. Rainer Spanagel vom Zentralinstitut für Seelische Gesundheit in Mannheim für die Klärung einiger Fragen zum Thema. Last but not least: Danke, liebe YouTube-Community für die begeisterte Resonanz auf meine Videos – vor allem auch auf das über Alkohol, das zu diesem Buch geführt hat.

Literatur

Kanadas Alkoholbericht: www.ccsa.ca/canadas-guidance-alcohol-and-health

DGE-Positionspapier: www.dge.de/wissenschaft/stellungnahmen-und-fachinformationen/positionen/alkohol/

Eine sehr detaillierte Übersicht zum Thema Alkohol und die molekulare Wirkung aufs Gehirn: https://pubmed.ncbi.nlm.nih.gov/19342616/

Alkohol und die Rolle von Acetaldehyd: https://pubmed.ncbi.nlm.nih.gov/29303995/

Britische Studie, die ein bis zwei Drinks täglich bereits mit geringerem Hirnvolumen in Verbindung bringt: https://pubmed.ncbi.nlm.nih.gov/35246521/

Moderater Alkoholkonsum und Hippocampus-Schrumpfung:
https://pubmed.ncbi.nlm.nih.gov/28588063/
Die Resveratrol-Gehirn-Studie:
https://pubmed.ncbi.nlm.nih.gov/26362286/
Starke Erholung des Gehirns bereits nach einigen Monaten Abstinenz:
https://pubmed.ncbi.nlm.nih.gov/37657667/
Gutes Review zur Rolle von Dopamin im Gehirn:
https://pubmed.ncbi.nlm.nih.gov/32338128/
US-Studie mit der Spekulation, dass Alkohol über die Mandelkern-Dämpfung Stress und damit das Herz-Kreislauf-Erkrankungsrisiko senkt:
https://pubmed.ncbi.nlm.nih.gov/37316112/
Studie aus dem *New England Journal of Medicine* darüber, wie Abstinenz das Krebsrisiko nach Jahren (bzw. Jahrzehnten) senkt:
https://pubmed.ncbi.nlm.nih.gov/38157507/
Übersicht darüber, wie schnell sich viele Organe des Körpers bei Abstinenz von den Alkoholschäden erholen:
https://pubmed.ncbi.nlm.nih.gov/33868869/
Ein Buch über die neuen Forschungserkenntnisse zum Thema Alkohol & Gesundheit von dem britischen Psychopharmakologen David Nutt:

DRINK? The New Science of Alcohol + Your Health. Yellow Kite, 2020
Ein absolut herausragendes Buch zum Thema gesundes Altern von dem US-Ernährungsexperten Michael Greger, in dem eher nebenbei auch Alkohol thematisiert wird: *How Not to Age*. Piper, 2024